经方串讲

邓杨春◎编著

全国百佳图书出版单位
中国中医药出版社

图书在版编目（CIP）数据

经方串讲 / 邓杨春编著 . —北京：中国中医药出版社，2021.1（2024.8 重印）

ISBN 978 – 7 – 5132 – 6396 – 2

Ⅰ . ①经…　Ⅱ . ①邓…　Ⅲ . ①经方–研究　Ⅳ . ① R289.2

中国版本图书馆 CIP 数据核字（2020）第 157941 号

中国中医药出版社出版

北京经济技术开发区科创十三街 31 号院二区 8 号楼

邮政编码　100176

传真　010–64405721

北京盛通印刷股份有限公司印刷

各地新华书店经销

开本 787 × 1092　1/16　印张 11.75　字数 158 千字

2021 年 1 月第 1 版　2024 年 8 月第 4 次印刷

书号　ISBN 978 – 7 – 5132 – 6396 – 2

定价　49.00 元

网址　www.cptcm.com

服 务 热 线　010–64405510

购 书 热 线　010–89535836

维 权 打 假　010–64405753

微信服务号　zgzyycbs

微商城网址　https://kdt.im/LIdUGr

官 方 微 博　http://e.weibo.com/cptcm

天猫旗舰店网址　https://zgzyycbs.tmall.com

如有印装质量问题请与本社出版部联系（010–64405510）

自序

张湛曰：夫经方之难精，由来尚矣。所谓经方者，张仲景、王叔和、阮河南、范东阳、张苗诸贤所用之方也。后世之运用经方者，代不乏人，孙思邈崇之于前，成无己阐发于后，殆至于明清，流派纷呈，名家辈出，灿然可观。及至清末，西学东渐，国医虽能，不与于庙堂之算，国医式微。家贫而思贤妻，国乱而思良臣，国医式微而经方显用，经方之名始大。及至今日，业医者以不知经方为耻，患者以服用经方为荣，此盛世之风，有不可逆转者，风气一开，则天下化之。

家严学《伤寒》，三年不下地，以能诵读、默写《伤寒》为能事，家乡故俗，学徒毕业以能背诵、默写《伤寒论》为度，不能者不得出师，不得行医，故凡行医者皆心中自有一部《伤寒》。春生于赣水之滨，自幼浸润于医药，弱冠学医，便以《伤寒论》《金匮要略》为皈依，《伤寒论》虽难，终日诵读、涵泳，十余年来，亦有所得。

己亥年初，闲来无事，每日研读一方，日积月累，竟解五十方，汇于一辑，虽多有臆见，自度略有客观之处，故拟付之出版，聊充滥竽之数，求教于大方之家。为序以志之！

庚子年　仲夏于和平里

邓杨春　笔

目录

第一章 太阳方串讲

第二章 阳明方串讲

第三章 少阳方串讲

第四章 太阴方串讲

第一章 太阳方串讲

第一讲

桂枝汤 众方之祖

桂枝汤被誉为“众方之祖”，是学中医的人必须学会的一个方，但并不是每个人都能真正掌握桂枝汤的精义，很多人几乎很少使用桂枝汤。所以说桂枝汤为众方之祖，大多数时候只是一个口头禅，医者未必知道其真正的奥妙。

桂枝汤： 桂枝（去皮）三两　芍药三两　甘草（炙）二两　生姜（切）三两　大枣（掰）十二枚

大多数温病学派的医家认为，南方无伤寒，所以南方基本用不上桂枝，桂枝汤自然也不可能用得上。现代的医家几乎没有人不受温病学派影响的，所以基本上也都认为桂枝汤只用于中风，只是外感疾病的一个方，忽略了桂枝汤通过加减化裁几乎可以治疗一半以上的疾病。

桂枝汤的君药是桂枝，但并不是仅仅以桂枝为主

除了桂枝，桂枝汤中还有一个重要的药物叫芍药。桂枝治疗冲逆，可以辛甘发散、扶阳，芍药则可以酸甘生阴，使阴阳之间能够很好协调。实际上，桂枝汤中桂枝所针对的大多数是上焦的问题，所以有冲逆则可以重用桂枝；芍药针对的是下焦的问题，所以上焦有问题很少加芍药，只有在少腹有问题时才会加入芍药。

桂枝与芍药之间的变化，是桂枝汤运用的重要标准

桂枝汤中加桂枝则是扶阳，加芍药则是柔肝，两者是相辅相成的对药关系。温病学派及后世很多医家都没有明白这个关键点，所以有的时候用桂枝汤都是用桂枝二两，芍药三两，甚至没有生姜、甘草、大枣。

生姜、甘草、大枣的作用是非常大的

众所周知，大枣是非常有名的食品，特别是山东一带，几乎每家每户都有枣树，大枣具有充饥的作用。甘草则是生长于沙漠地区的本草，具有非常强的保持水分的能力，所以用甘草的关键一般都是津液出现了问题。生姜在使用过程中，几乎所有的方都可以用，除阳明的大热之证外。

陈修园说，《伤寒论》397法，一言以蔽之，就是存津液。因为外感疾病治疗最重要的方式就是通过发汗，或者通过泻下，以达到治疗的效果。甘草就是一味非常好的存津液的药，所以凡是出现了舌苔比较干枯的症状就可以加大甘草的用量；而出现了水肿，舌苔厚腻，即使需要使用甘草，也要减量。甘草一般用10~15g，如果湿气比较明显则用5g，有明显的水肿或者肾病，就需要着重考虑，到底解毒的需求大，还是祛湿的要求高。

大枣其实也有像甘草一样保持津液的作用，但是大枣作用的部位不一样。甘草主要作用于脾胃，所以有胃肠黏膜症状者，大多会使用甘草；大枣则多从肺来考虑，比如十枣汤用来治疗肺气导致的水肿，就不用甘草，而用大枣。大枣还有一个非常重要的作用，那就是矫正味道，对于很多口味不好的药物，只要加入一些大枣，就可以很好地矫正味道，加强药物的可摄入性。

生姜有时与干姜等同使用，但是生姜的作用范围比干姜更广。比如生姜可以解毒，主要是针对各种菌类的毒；生姜主要用来治疗各种水气，所以有除痰饮的功能。《神农本草经》说生姜可以通神明，可见可以用来美容，因为面部表情是神的表现，所以能够通神的药物都具有美容的作用。

桂枝汤调和营卫

桂枝汤调和营卫，重点不是桂枝和白芍，而在于生姜、甘草、大枣，因为这三味药才是关键的补脾胃药，脾胃正则营卫自调。

所谓“和”是什么意思？《中庸》说：“喜怒哀乐之未发，谓之中，发而皆中节谓之和。”所以所谓的“和”，其实就是运行的节奏与规律一致，而对于人体来说，最重要的就是营卫之气的和。

《经络考》说：“营气之随宗气而行者，一呼脉行三寸，一吸脉行三寸，呼吸定息，则脉行六寸，一日一夜，一万三千五百息，脉行五十度周于身。漏水下百刻，营卫行阳二十五度，行阴亦二十五度，故五十度复会手太阴也。”所以营卫一天运行的距离就是五十度。

营卫和只有一种方式，但是因为不和有好几种方式，营卫和就是营气围绕人体转五十度，卫气围绕人体转五十度，两者都符合才算营卫和。

如果其中一个没有转到五十度，或者超过了五十度，就是营卫不和，所以《伤寒论》说有营和卫不和。

营卫不和通常表现为出汗，或者说自汗，或者恶风。自汗与盗汗有区别，但是也有共同点，那就是卫气不足，所以桂枝汤有时可以治疗自汗，有时可以治疗盗汗。用来治疗盗汗，一般还会加入龙骨、牡蛎，治疗自汗有时还会加入黄芪。

桂枝汤的变化最多，于是就有了各种学派的特点。比如黄元御就是利用了桂枝汤的功能，化裁成为各种疾病治疗的重点方剂。

桂枝汤的加减化裁，被后世称为桂枝法。桂枝法主要就是在桂枝汤的基础上加减，但是如果桂枝汤中加入了大量的附子，就不能叫桂枝法了。

黄元御用桂枝汤加减，主要是加一些活血化瘀和开阔中焦的药物，就成了治疗水寒土湿木郁的主方，屡用屡效。比如加入泽泻，主要针对的就是中焦及下焦有湿气；加入白术或者白芷，针对的就是中上二焦有湿气。桂枝汤最怕的就是中焦有湿热，或者有寒湿，故而桂枝汤的变化之中，中焦药物是最重要的。

黄元御的桂枝法，桂枝和白芍都保留了；而火神派的桂枝法则去掉了白芍，保留了桂枝，但是加入了其他药物，比如法半夏、陈皮、茯苓、白术、苍术、山楂、白芷等药物。

桂枝法和桂枝汤的要义在于将人体浮越于上焦的气降下去，这样才能固肾之根本，气应升而不能升，才会导致应降而不能降，气不能降则肾气衰微。

大家都知道有一个肾气丸，其中有肉桂，大多数人都认为肉桂是扶阳的，却不知道它还有一个作用是能降气，能够将浮越之阳引而下之。

网上流传的桂枝法基础方是桂枝、贡术、山楂、生姜、甘草，主要治疗的是外感有汗的患者，具有桂枝汤一样的作用效果。事实上，桂枝法的好处在于加入了苍术这个燥湿的药物，而减少了大枣这种滋腻之品。山楂有点类似白芍的作用，也是酸收的，还有活血化瘀、补血的功效，甚至还有柔肝的作用，只不过山楂比白芍多一个好处——可以开胃。

在以上药物的基础上，加上一味陈皮，那么疗效就会更好，桂枝、苍术、山楂、生姜、甘草、陈皮，也是桂枝法，但是这种桂枝法主要用于外感无汗之患者，据说也具备麻黄汤的作用。这里直接加入一味陈皮，其实陈皮是非常好的理气之品，只要稍微有气滞的现象就可以加。气滞现象其实是很常见的，一般只要出现解大便难，就可以理解为稍微有点气滞。

桂枝法一般会出现瞑眩反应，即出现头晕、想睡觉、浑身乏力的感觉，辨对了证，用对了药，一般在3~5天会出现各种头晕症状，但是也不必大惊小怪，因为时间一过，各种症状都会消失。

桂枝法一般用来治疗阳气虚衰之人，比如手脚冰凉、经常肠胃不适，或者不能食用生冷的患者。对于脉象比较洪大，或者手脚心热的患者，一般不必使用桂枝法。

如果出现了右关脉浮滑，一般就是中焦有热，即使不能直接使用桂枝法，也要变着法子使用。比如黄连汤，加点黄连，先燥湿，再用桂枝降气。比如桂枝人参汤法，先用人参汤将人体的脾胃开启，再加入桂枝降气，这样就能理顺人体的气机。

虽然桂枝法的作用是降气，是收敛，但对于有痔疮之人，用桂枝法效果却不会太好，因为桂枝多少还是有点发散之性的，但加入芍药就没有这个弊端了。

《伤寒论》中的酒客家，大家都知道舌苔是黄腻的，很少人会从湿热的角度加以分析，其实酒客家就是湿热重，需要着重用除湿之药之后，才可使用桂枝汤，酒客家之所以不喜甘，就是因为湿气重。

桂枝法服药20天，卵巢囊肿就消失

曾经遇到这样一个病例，卵巢囊肿 68mm×52mm，服用中药 20 天左右就消失了！

卵巢囊肿是妇科疾病的一种，一般表现为下腹疼痛，有时是刺痛，有时还会发展成为恶性肿瘤，所以对于很多人来说，这种疾病具有很强的杀伤力，特别是对人心理的杀伤力。

有一天，一个好久没聊天的朋友突然来问我："医生，我左卵巢有一个囊肿，怎么破？"因为是重庆人，普通话带有重庆特色，怕我理解错，所以补充道："不是说弄破哈，我的意思是怎么办？"我回答说："吃药呀！"对于问疾病来了怎么办的人，这个是金句。医生也不是神仙，不会画符念咒，治病只有一条路，那就是吃药或者自己养生。

还没来得及说，她就接上了："吃什么，但是我这个大，我买了桂枝茯苓丸和丹莪妇康膏。"言外之意，这两个药效果不好。细问之下，才知道，原来的囊肿比较小，但是吃药之后，囊肿不但没有消下去，反而还变大了。现在检查的结果是 68mm×52mm，这次是因为肚子疼才去医院检查。

囊肿，吃药，不但不小，还变大了。患者表示很难理解，我说："很正常。"这个对于很多患者来说，是最大的打击，一个患者进了医院，吃了药，花了钱，但是疾病没有变好，反而变坏了，怎么回事？

看病不是做生意，在整个医疗过程中，一般疾病治愈的概率是很小的。不信，大家可以找一找身边的案例，一个疾病被治愈，简直就是个大喜事。有的疾病虽然被治愈了，但是稍微不注意，就会复发。至于西医学对于很多疾病，其实也是没办法的，只能控制症状，然后自己痊愈，或者终生服药。

因为囊肿相对比较大，患者本人都感觉自己的肚子鼓出来了。患者其实不是很关心囊肿，关心的是是否可以怀孕，希望疾病改善之后，好好怀孕。开始诊治是2018年8月3日，根据舌苔情况及患者自述，开出了以下方剂：

桂枝15克，白术10克，茯苓20克，牡丹皮15克，丹参10克，干姜10克，姜半夏9克，菟丝子50克，何首乌6克，炙甘草5克，炒桃仁10克，阿胶10克。

处方5剂，患者还嫌药多了，问道："吃3天可以吗？"吃完了药，患者明显感觉身体舒服了，腹部疼痛减轻，所以5天后准时复诊。

根据患者的情况，再开一剂药：

桂枝10克，白术10克，茯苓20克，牡丹皮15克，丹参10克，干姜10克，姜半夏9克，菟丝子60克，何首乌6克，炙甘草5克，炒桃仁10克，阿胶10克，黄芩10克。

处方7剂，因为有点热象，所以稍微加了一点黄芩。患者吃完药之后，去检查了一下，发现囊肿稍微小了一点，可能感觉药物的性价比有点低，所以后面就放弃了吃药。

但是，又过了10天，去体检，发现囊肿居然小了一半多，但是可能有点不好意思，所以没跟我说，突然提出还要继续服用中药，并希望能够增加子宫内膜的厚度（这是典型的西医思维）。

所以，就在原来的基础上，又变换了一下方：

桂枝10克，白术15克，茯苓10克，牡丹皮15克，丹参10克，柴胡5克，干姜10克，菟丝子40克，巴戟天10克，何首乌6克，炙甘草10克，炒桃仁10克，枸杞子10克。

这次药物处方10剂，吃到第8天的时候，又去检查了一下身体，发现囊肿没有了，子宫内膜厚度从原来的5mm，增加到了10mm，患者非常高兴。

囊肿从68mm×52mm到没有，只用了短短的一个月左右时间，而且还增加了子宫内膜的厚度，可以说是中药治疗慢性囊肿性疾病的一个成功案例。

最后，为了进一步巩固疗效，建议患者再吃7天的药，处方如下：

桂枝10克，白术15克，茯苓10克，牡丹皮15克，丹参10克，柴胡5克，菟丝子40克，巴戟天10克，何首乌6克，炙甘草10克，枸杞子10克。

问题一：吃药之后，囊肿为什么会增大？

大家都知道，中医治病讲究的是辨证论治，而辨证论治的一个核心问题就是元气的强弱。现代人讲究辨证论治，但是往往忘了元气的强弱，所以很多时候治疗疾病都会出现很大的偏差，比如医生给患者开的桂枝茯苓丸和丹莪妇康膏。按照以前的思路，特别是一开始学医的经验，遇见囊肿一般也会直接开这个方。

其实，一开始行医的时候，我也经常给子宫肌瘤、卵巢囊肿患者开这个方，很多人吃了以后都会反馈，疗效不好。为什么？其实重要的一个原因，就是现代的囊肿性疾病或者肌瘤，其实都是在元气非常虚弱的条件下，给患者以活血化瘀的药物，虽能达到一时的舒筋活络，但是不能改善正气的状态。正气太弱，很难痊愈，还有可能因为正气的虚弱使病情加重。

问题二：桂枝茯苓丸不是治疗囊肿吗？

桂枝茯苓丸出自《金匮要略》，原文记载“妇人宿有癥病，经断未及三月，而得漏下不止胎动。在脐上者为癥痼，害妊娠，六月动者前三月经水利时胎也。下血者，后断三月也。所以血不止者，其癥不去故也，当下其癥。桂枝茯苓丸主之”。

翻译过来就是：妇女原来就有囊肿类疾病，因为怀孕没到三个月，就出现了漏下，阴道出血，在肚脐左右作疼的就是癥瘕，是囊肿，对于怀孕是有危害的。如果六个月的时候胎动了，那么前三个月经水正常时就有怀孕了，其后三个月还有血，是因为囊肿之类的在子宫，所以必须下之，用桂枝茯苓丸。

所以，桂枝茯苓丸的作用是下。在中医的治疗方法之中，汗、吐、下是三个大法，这三个大法都是给邪气以出路，不是封死它。

徐忠可注解本方时说：“此方去癥之力，不独桃仁。癥者阴气也，遇阳则消。故以桂枝扶阳，而桃仁愈有力矣，其余皆养血之药也。按：桂枝，取之于通血脉消瘀血，犹桃核承气中所用。《张氏医通》：改作桂心，非也。《千金》恶阻篇茯苓丸注：《肘后》云，妊娠忌桂，故熬。庞安时云：桂炒过，则不损胎也。此等之说，不必执拘。陈氏伤寒五法云：桂枝不伤胎，盖桂枝轻而薄，但能解发邪气，而不伤血，故不堕胎。按：《炮炙论》序曰：大豆许，取重十两鲤目比之，如兔屎。十二两鲤目，梧桐子，十四两鲤目。如兔屎，小于梧桐子。《妇人良方》：夺命丸，专治妇人小产。下血至多，子死腹中，其人憎寒，手指、唇口、爪甲青白，面色黄黑，或胎上抢心，则闷绝欲死。冷汗自出，喘满不食，或食毒物，或误服草药，伤动胎气，下血不止。胎尚未损，服之可安，已死服之可下，此方的系异人传授，至妙。”

从后世的注解来看，桂枝茯苓丸的用法主要在于止血，只要出现了下血证，而且确认是癥瘕作怪，就可以用桂枝茯苓丸。而大家对于桂枝茯苓丸争论最多的是桂枝到底可不可以用于孕妇，这还要看病的轻重，病重则可用，病轻则不可用。

事实上，桂枝茯苓丸，桃仁、芍药、牡丹皮，都是泻药，对人体的正气也有一定的“泻下”作用，所以历来医家没有从“当下其癥”的“下”字入手。

如果把桂枝茯苓丸当成下药，类似于桃核承气汤，那么很多人就会明白，对于虚人来说，桂枝茯苓丸并不是非常好的药了。

问题三：黄元御的方如何运用？

其实，本患者的用药是根据黄元御的桂枝姜苓汤加减而来，在《四圣心源》中桂枝姜苓汤是用来治疗月经先期、后期的。

“先期者，木气之疏泄，崩漏之机也；后期者，木气之遏郁，闭结之机也。其原总由于脾湿而肝陷。木气郁陷，不得发扬，则经血凝瘀，莫能通畅，无论先期、后期，血必结涩而不利。

其通多而塞少者，木气泄之，故先期而至。以经血上行，则血室不见其有余，必月满阴盈而后来，血陷则未及一月，而血室已盈，是以来早。其塞多而通少者，木不能泄，则后期而至。以木气郁遏，疏泄不行，期过一月，而积蓄既多，血室莫容，然后续下，是以来迟也。

桂枝姜苓汤

丹皮三钱　甘草二钱　茯苓三钱　首乌三钱　干姜三钱　桂枝三钱　芍药三钱

煎大半杯，温服。治经水先期。

姜苓阿胶汤

丹皮三钱　甘草二钱　桂枝三钱　茯苓三钱　干姜三钱　丹参三钱　首乌三钱　阿胶三钱

煎大半杯，温服。治经水后期。”

其实黄元御的方是在桂枝茯苓丸的基础上加了干姜、首乌、阿胶、丹参，去除了桃仁这种泻下作用比较强的中药。而临床上，使用黄元御的方法治疗各种月经不调，可以获得非常好的疗效。本患者的治疗，又是在黄元御方的基础上，添加了一些补肾的药物，后期则采取傅青主的方法，稍微使用了一些升提的药物。

问题四：为什么不吃药的十几天时间，囊肿变小了一半？

其实，经过临床的应用，我经常使用我父亲的经验，从桂枝茯苓丸入手，借用黄元御的桂枝姜苓汤及结合跟诊火神派医家学习的桂枝汤的用法，有了自己的“桂枝法”。在治疗疾病的过程中，特别是三阴虚寒性疾病，使用桂枝法，能够得到很好的疗效。

这种疗效，往往是在服用药物之后的一个月左右时间，才能体现出来，所以很多找我的患者，急于求成，很多时候吃5天药没有明显改善就放弃吃药，经常为他们感到可惜。

在使用桂枝法的时候，往往是服药的五六天内没有明显疗效，但是过了之后，桂枝法的疗效往往可以持续将近半个月，这就是桂枝法的神奇之处。阳气得到了恢复，之后人体的正气自然就会攻邪气，疾病在没有服药的时候也能朝着痊愈的方向发展。

第二讲

麻黄汤 神奇的方剂

麻黄汤、桂枝汤、大青龙汤，曾经被孙思邈称为三足鼎立的代表方剂，一直以来都被人们所误解，特别是后世医家认为南方无伤寒之后，麻黄汤的运用就被缩小到了一个非常狭小的范围之内。

麻黄汤： 麻黄（去节）三两　桂枝（去皮）二两　甘草（炙）一两　杏仁（烫去皮尖）七十个

很正的三足鼎立方

实际上，《伤寒论》中的方剂，除了桂枝、麻黄汤以外，还有很多方剂，最应该与麻黄汤、桂枝汤并列的不是大青龙汤，而是小柴胡汤。不管是桂枝汤、麻黄汤，还是小柴胡汤，都是用来治疗外感疾病的，缺一不可。

桂枝汤是治疗中风，所谓表虚证的；而麻黄汤则是治疗伤寒，所谓表实证的；小柴胡汤则是针对里虚证的。三者之间存在着虚实寒热的差别，所以三足鼎立之方不应该有大青龙汤。

麻黄汤使用的标准是太阳伤寒，其实只要出现了全身疼痛、舌质淡白、脉浮即可使用。肺部的问题，不管是支气管，还是咽喉，只要是表证即可使用。

麻黄汤其实是祛除寒湿的方，寒湿在表则用麻黄汤，如果还有点脾胃虚，则用白术、苍术，所以在治疗风湿时，会用麻黄加术汤；小青龙汤、大青龙汤也是治疗水湿的方剂，主要针对的是溢饮，可以说麻黄汤与青龙汤皆为除湿之方，所以两者根本不可能鼎足而三。

麻黄汤之麻黄

麻黄被古人称为“青龙”，所谓的青龙，一直以来都认为是“兴云雨”的，事实上，“青龙”乃水神也。当然这是汉代的概念，到了后来，青龙变成了风水上的所谓“左青龙，右白虎”，这是有差别的。

麻黄又被称为肺药，其实只要有肺宣发不利者，皆可服用含有麻黄的药，能达到很好的疗效。但是，宣发往往会导致人体的体液丧失，所以对于肺部宣发不利者，应以麻黄作为君药加以疏导，又要注意麻黄的宣发太过之弊。

麻黄宣发太过，就是发汗太过。汗为心之液，所以发汗太过会导致心悸等问题。心悸是一种疾病，也是一种症状。当这种心悸是一种症状时，说明具有暂时性；如果是一种疾病，就是一种状态，能够维持一段时间。

所以在麻黄汤中会有桂枝、甘草，两个作为防止发汗太过之后导致心悸的主打药物。发汗太过而导致心悸时，就用桂枝甘草汤，这就是麻黄汤的方剂配伍安排。

麻黄汤之杏仁

麻黄汤中还有一味关键的中药——杏仁。因为麻黄太燥，杏仁可以润，也能达表。因为其有油腻之性，所以很多时候杏仁具备了滋润的效果，不少皮肤干燥的人，服用含有杏仁方之后，皮肤便可变得更加滋润了。

有报道称，长期服用杏仁可以防癌症，其中有一个可能原因就是杏仁对于上皮细胞具有保护作用，可以预防它们的衰老和质变。而对于很多便秘的患者，服用杏仁可以很好地改善便秘情况。

麻黄汤与小柴胡汤

麻黄汤是发表的，小柴胡汤也是发表的，但是他们之间存在本质的区别。麻黄汤证是因为肺的宣发不够，所以会不出汗；而小柴胡汤证则是因为气郁，需要肝的疏泄功能才能发出来。

麻黄汤使用的标准是浮，故脉浮是重点；而小柴胡汤的使用标准则是气郁，但也可以有脉浮的现象。

麻黄汤的扩展应用

麻黄汤又称为“返魂汤”，有的人因为呼吸暂停导致昏厥，此时可以服用麻黄汤，能很快恢复。所以麻黄汤适用的各种疾病中，经常会出现头昏的现象。

麻黄汤可以治疗头晕之症，不仅仅是因为外感伤寒，还有内伤、高血压等症。比如从麻黄汤化裁而来的小续命汤，就具备治疗高血压等疾病的功效，也是治疗中风初起的“王牌”方剂。

很多时候，麻黄汤不仅可以治疗人的疾病，还可以治疗各种动物的疾病。据相关文章报道，有人用麻黄汤治疗鸡瘟。鸡瘟的发生，一般是太阳寒水司天的年份，因为寒湿太重，导致鸡瘟，所以此时用麻黄发散，可以将寒湿之气祛除干净。

麻黄的兴奋作用

麻黄汤中的麻黄，因为含有麻黄碱，所以是制备各种违法药品的原材料，被很多人利用。虽然服用麻黄有一定的兴奋作用，但是麻黄汤却不会产生兴奋作用，而其他含有麻黄的方剂却有兴奋作用。也有数据指出，麻黄先煎去上沫可以缓解麻黄对人体的伤害。

尽管麻黄汤不刺激人体的神经系统，但是一般服用麻黄汤还是比较讲究的，最好在睡前两个小时服用，以免因服用麻黄汤不利导致失眠，得不偿失。

第三讲

葛根汤 感冒小杀手

自从学会了葛根汤，治疗感冒就没有什么难事了，特别是儿童感冒，葛根汤治疗效果那是杠杠的。

葛根汤： 葛根四两　麻黄（去节）三两　桂（去皮）二两　芍药（切）二两　甘草（炙）二两　生姜（切）三两　大枣（掰）十二枚

广谱感冒药

我知道的治疗感冒疗效好的方有好几个：第一个是小柴胡汤，这个方治疗虚人感冒；第二个就是柴胡桂枝汤，这个方治疗的感冒类型较多，也是常用的；第三个就是葛根汤，因为有麻黄的缘故，所以有恶寒症状者都可以用葛根汤。

葛根汤治疗感冒，一般都是头痛、恶寒，还有腹部不适，如腹泻，只要这三者同时存在，就可以重点考虑应用葛根汤。如果只是轻微的感冒，没有其他症状，也可以考虑使用葛根汤，反正葛根汤就是广谱治疗感冒的经方。

另外，当治疗的疾病从厥阴开始，经过阳明，最后表现出了外感症状，此时葛根汤也非常好用，以葛根汤发表，可将体内毒气发散出去。

服用葛根汤，最好的反应就是《伤寒论》中所记载的“覆取微似汗”，要使体表微微有汗，而不是汗出太多。如果是汗出太多，大多数情况下就是误治，感冒好不了，很多时候直接变成了少阳证，出现眼干、胸胁苦满，此时就要考虑使用小柴胡汤。

双面矫正

葛根汤是一个怪胎，本来是用来治疗伤寒恶寒、项背强几几的太阳阳明合病之方，后来被大家发现可以用来治疗各种疾病。太阳阳明合病，是一种比较特殊的状态，既有外感疾病，又有脾胃内伤，“必自利”。有的人认为，葛根汤治疗的疾病不一定有下利情形，甚至有的便秘也可以使用葛根汤。

葛根汤具有双面性，一面是桂枝汤可以治疗汗多的中风，一面是加了麻黄可以发汗，针对的是无汗的伤寒。同时又有一个葛根，作为治疗阳明问题的主要药物。

《神农本草经》中说，葛根可以“起阴气”，很多人理解为可以生津止渴。事实上，葛根的“起阴气”，其实是壮阳作用，古代将阳器称之为阴。葛根上可以活血化瘀，颈椎问题因为血管瘀阻者，用之则豁然；下可以健脾胃，止泻，有腹泻者，可以借葛根止泻，存精液。

书称葛根为阳明经药，所以凡是与阳明经经络循行相关部位的疾病都可以考虑使用葛根。比如面部瘫痪，面部为阳明经所管辖，以葛根汤治疗，就能达到很好的效果。

葛根汤与颈椎病

葛根汤虽然有三个重点组合，但葛根是重中之重，所以理解葛根就能理解葛根汤。葛根的诸多作用，基本上围绕着阳明经来，所以理解了阳明经及阳明的特色，就可以理解葛根。

阳明多气多血，所以气盛高热是阳明问题；阳明主血，所以血证也可以考虑为阳明问题。

血跟心与心包有关，所以在脉象上，由于瘀血等原因引起的颈椎问题，就可以把到左寸脉的涩、小。

葛根汤还有一个重要的药物就是麻黄，麻黄主肺，所以葛根汤治疗的颈椎病还能把到右寸浮或者细、内斜等脉象。总之，左右寸脉都表现出异常，就会有颈椎问题，如果只是左边的寸脉浮滑，很有可能只是头痛，此时也可以考虑使用葛根汤。

葛根汤还可以治疗因为吹了空调产生的面瘫，疗效非常好。这种面瘫一般是现代所谓的面部神经炎，一边面部紧张，一边正常，也就是所谓的“口眼㖞斜”。

第四讲

小青龙汤 上古水神

小青龙汤是临床使用相当频繁的经方，当年成无己一句“形寒饮冷则伤肺”就解释了小青龙汤的病理机制，但还是抵不住小青龙汤的本色，即小青龙为水神。小青龙汤在《伤寒论》与《金匮要略》中都出现过，而它们治疗的疾病却有所差别。

小青龙汤：麻黄(去节)三两　芍药三两　五味子半升　干姜三两　甘草(炙)三两　桂枝（去皮）三两　半夏（汤洗）半升　细辛三两

《伤寒论》与《金匮要略》对小青龙的解释

《伤寒论》以小青龙汤治疗咳嗽，用于肺伤于寒的咳嗽，因为风寒伤肺，形寒饮冷，心下有水气，咳嗽上逆。小青龙汤对所治的感冒咳嗽，有非常快的治疗效果，只要用对了，几乎服用之后半个小时就基本能起效了；而小青龙汤所治疗的咳嗽肯定有表证。所谓的表证，必定有头痛、恶寒、发热、舌苔白腻。

《金匮要略》中的小青龙汤主要治疗的是溢饮，出现水肿现象，溢饮有时也会出现咳嗽、怕冷，在本质上和外感的小青龙汤证的机制是一样的。

不管是溢饮，还是咳嗽，说到底都是因为水饮，所以外感咳嗽时，张仲景认为是“心下有水气”，这种水气还没有变成水，如果温度再低一点，也就是身体内部的阳气再弱一点，那么就会形成看得见的溢饮。

小青龙汤的配伍

小青龙汤有麻黄，麻黄的主要作用就是解除在表的水气，此时必须配合半夏，因为半夏的燥湿功效很强，所以麻黄与半夏一起构成了很强的除湿配位。同时又有桂枝，这是几乎所有的寒性疾病都可以使用的药物。桂枝在这里的作用主要就是降逆，因为桂枝本来就有通阳降逆的作用，所以凡是气上逆的疾病都可以使用。杏仁是用来治疗肺部咳嗽的好药，麻黄加杏仁是一个黄金搭配。

最后一个搭配就是干姜、细辛、五味子。干姜、五味子是张仲景用来治疗咳嗽的黄金搭档，几乎所有的方后加减法中都会有“咳嗽加干姜、五味子”，所以干姜、五味子是治疗咳嗽的常用药物，需要着重注意。细辛一直被认为是少阴经的引经药，病在少阴，寒邪在少阴都会用这个药。

小青龙汤的鉴别应用

小青龙汤与麻黄汤有区别。麻黄汤虽也有咳嗽，但是以咳嗽在浅表、脉浮为特点。小青龙汤则以咳嗽深入、心下有水气为特点，这种咳嗽真的是从心下开始的，让人感觉很难受。

小青龙汤还应该与麻黄附子细辛汤相对比，其实麻黄汤证一不小心就会变成少阴证。麻黄汤、麻黄附子甘草汤、四逆汤三个方子是自外而内的三个层次方。麻黄汤治疗病邪在表，这种表是太阳之表，肯定有脉浮、头痛、发热、恶寒；麻黄附子甘草汤则是治疗病邪稍微入里，已经没有脉浮了，但是发热、怕冷、打瞌睡；四逆汤则治疗病邪在里，出现大便溏泻、全身乏力等症状。所以，小青龙汤证是太阳病，还没有伤及少阴之火，但是麻黄附子甘草汤或者麻黄附子细辛汤证则是伤及了少阴君火之证。

小青龙汤还有一个对应的方，那就是真武汤，按理说，真武汤也是水神。小青龙是治疗水饮疾病的，真武汤也是治疗水饮之类疾病的，一个是太阳，一个是少阴。小青龙汤和真武汤都是利水的，都有下焦症状，所以都用了白芍。

判断感冒痊愈的标准

小青龙汤是热性的，所以服用小青龙汤之后，一不小心就会出现心烦等热象，四肢冰凉马上变成四肢温热。而判断感冒痊愈的标准就是服用小青龙汤之后出现了口渴，出现了想喝水的症状，这时就考虑不再使用小青龙汤了。

> 青龙、白虎、朱雀、玄武，不取其象，取其意，所以仲景所用四神方中，没有朱雀，只有其余三者。

第五讲

小续命汤 续命、解表又清肺

中风即现代的脑卒中等疾病，一般发生后很难痊愈，重者则会有严重的生命危险。很多古代方书，第一章节就是关于中风的治疗，但是在现代《内科学》教材中，中风疾病的治疗放到了最后几章。按照古代的辨证思路，中风疾病是放在肺系疾病中的，跟感冒是一样的，但是现代内科学则是将这个疾病放在心系疾病之中，所以治疗的时候是两码事。

小续命汤：防己、肉桂（去粗皮）、黄芩、杏仁（去皮，尖，炒黄）、芍药（白者）、甘草、川芎、麻黄（去根，节）、人参（去芦）各一两，防风（去芦）一两半，附子（炮，去皮尖）半两

中风常用方

从中风疾病的发展来看，刚中风之时，一般是从肺系疾病治疗的，所以中医认为中风是风邪导致的。但是后来的医家也发现，中风是有很多原因的，风、气、痰、虚四大要素缺一不可。可以说，对于中风来说，古人治疗的是中风的初期阶段，所以治疗时着重在解表上；而现代的治疗方法则着重在内伤阶段，是中风后遗症的治疗。

小续命汤是诸多续命汤中的一种，据不完全统计，《千金方》中关于续命汤的记载非常多，保守估计在20首左右，可以说是当时的时髦方剂。

小续命汤在魏晋南北朝时期就已经很火了，可以看出古代的脑溢血也是非常普遍的，就好比现代的“三高”，基本上都是普遍存在的。而所谓的通治六经中风，㖞斜不遂，语言謇涩及刚柔二痉，亦治厥阴风湿，则可见小续命汤的运用范围是非常广泛的，不仅仅是用来治疗现代意义上的各种风证，还可治疗广义上的中风。

“小续命汤桂附芎，麻黄参芍杏防风。黄芩防己兼甘草，六经风中此方通。”

从《医方集解》歌括中，我们可以看出，大家对于小续命汤的理解是放在伤寒的框架内的，所以会有六经中风的情况。而太阳中风、少阳中风这种专业术语只有在《伤寒论》的话语体系中才会出现。

小续命汤的治疗能力主要还是看它的药味组成。

防风为君药，则治疗的疾病主要还是跟风有关，但是防风是风药，所以很多时候用来祛湿，有的时候祛湿太过也会导致体内燥气内盛，所以这个方会加入一些润燥的药物，如人参、石膏、杏仁、当归。

此方也包含了好几个方剂。首先是麻黄、杏仁，即麻黄汤也，治寒，只要是跟肺部感染有关，在寒象明显的条件下，就可以使用。现代的很多流感，或者肺部感染其实也是可以用之治疗的。特别是现代高血压的患者那么多，用小续命汤既可以治疗感冒，也可以降低高血压的风险。

桂枝、芍药，桂枝汤也，治风，桂枝汤的主要作用就是治疗风气重，或者是因为肝脾不和导致的疾病。除此之外，参、草补气，是四君子汤的含义，对于胃口不好，或者是精神虚衰的患者非常有利。芎、芍养血，是四物汤的意义，仿

"治风先治血，血行风自灭"，在治疗中风疾病的过程中，活血化瘀是必不可少的。此外，黄芩作为去相火、止血的必要药物，也发挥着不可或缺的作用。

吴鹤皋曰："麻黄、杏仁，麻黄汤也，治太阳伤寒；桂枝、芍药，桂枝汤也，治太阳中风；此中风寒，有表证者所必用也。人参、甘草补气；川芎、芍药补血；此中风寒，气血虚者所必用也。风淫故主以防风，湿淫佐以防己，寒淫佐以附子，热淫佐以黄芩。病来杂扰，故药亦兼该也。"

一方之中，兼有诸方，其间还互相帮助，对于各自发挥作用有很大益处，所以此方成为名方。先是有李可自己中风，服用小续命汤几天即好转，后是很多医家验证之，所以小续命汤在现代逐渐被大家认识了。

小续命汤的拓展应用

其实古代的孙思邈曾经自己试药"吾尝中风，言语强涩，四肢朵颐，出此方，日服四服，十日十夜服之不绝，得愈"。

李可先生从实践出发，总结了整个方剂的作用，并进一步指出可治"中风后遗症、类风湿性关节炎、癔病、各种精神神经症状（与鬼神交通）、男子阳痿、女子宫寒无子、各种抑郁症（可以使肝阳升发，少阴的阳气得到升发）"。

其实小续命汤治疗的疾病很多，主要还是从小续命汤可以治风的层面加以阐释，因为风邪是导致疾病的首要因素，只要将风气从人体驱赶出去，就可以恢复健康。

服用小续命汤的时候，一定要小心，因为其有很强的发汗作用，服用之后，毛孔打开，一吹风就会感冒，或者是加重。

小续命汤因为是清肺部之邪，风寒之邪藏匿于肺部，所以很多人眼睛有问题，表现为眼白浑浊，服用小续命汤之后，马上会改观，这比美瞳好多了。

第六讲

桂枝去芍药加麻黄附子细辛汤

疑难杂症的开门使者

桂枝去芍药加麻黄附子细辛汤： 桂枝三两　生姜三两　甘草（炙）二两　大枣十二枚　麻黄二两　细辛二两　附子一枚

深奥难懂的《金匮要略》

《金匮要略》是中医所有经典著作中，很难系统解释的一本书，里面包含了非常多的杂症，发病规律难寻，解释也较困难。虽然有不少人能够解读《伤寒论》，但是未必能够真正解读《金匮要略》，因为里面包含了很多各家学说思想，也有很多深不可解的道理，更有很多具有神奇疗效的方剂。

一直以来，大家心里都有一个模型，然后根据模型去解读一本书，最后变得不伦不类，解读《金匮要略》也是一样的，心中如有一定的思路，去解读反而无所适从。但是，如果每一个自然段都看成一个特殊的部分，或者看成一个病例，就会很好理解。

比如《金匮要略》之中有一段话："阳气不通即身冷，阴气不通即骨疼；阳前通则恶寒，阴前通则痹不仁；阴阳相得，其气乃行，大气一转，其气乃散；实则失气，虚则遗尿，名曰气分。气分，心下坚大如盘，边如旋杯，水饮所作，桂枝去芍药加麻辛附子汤主之。"这段话被后世的陈修园参透了，所以他在这个方的基础上加入了一味知母，作为治疗水肿疾病的经典方，屡试屡效。

治疗入门经典方

因为水饮在人体会导致非常多的疾病，而几乎所有的疾病都可以看成人体的水液代谢出现了问题，从水的代谢角度来考虑疾病的治疗，桂枝去芍药加麻黄附子细辛汤就会有很大的作用。日本有一个医家，从水液代谢的角度来看，认为此方是很多疾病开始治疗时的入门之法。很多疾病不知如何入手，但是又有一些阳虚，就可首先用此方。

凡是治病难以入手，即以此方治疗，阴阳相得，其气乃行，大气一转，其气乃散，如很多癌症患者的治疗无从下手时，往往此法得用。所以这个大气一转的学说，具有很强的临床效果。

后世医家经常用麻黄附子细辛汤作为很多疾病治疗的开门之法。即对于很多疾病，开始入手时无所适从，先服用两剂麻黄附子细辛汤，然后再服其他处方，就能使很多吃药无效之病，取得疗效。

近代著名中医学家吴佩衡先生对该方认识深刻，有独到的运用经验，曾总结出运用该方的十二法。他认为“本方证合，相互协调，其性纯而不烈，发散而不伤正，稳妥之至，可谓尽善尽美”。

临证运用本方有一些特征性表现，可供大家参考：

第一是精神萎靡。此类病人，多有乏力无神、嗜睡、失眠等表现，或整天精神不振，嗜卧无神，或晚上难以入睡、白天犯困。此少阴阳气亏虚，阴寒伏于少阴，阳气不振，故见精神萎靡、嗜睡等表现；若阴寒太甚，阳虚不能入阴，则夜间难以入睡，但白昼借助天阳，稍能入于阴中，故常白天嗜睡。运用本方可振奋阳气，破除少阴阴寒之气，使阳气能摆脱阴寒之裹挟，出于外周，则嗜卧之情能解；或温散阴寒之凝重，使阳能入阴，则失眠可除。

第二是面色。此类病人，一般面色偏黄、偏暗，或偏白而无血色。这是因为阳气不能振奋，气血无法荣养所致。

第三就是饮水。此类病人，因阳虚不能化水饮，多半不欲饮水；或因阳气不振，气化不利，虽见口渴，但必不欲饮冷，即使饮冷，也是一两口则不耐受。

第四是脉象。此类病人，多伴脉偏沉紧，但脉必带芤，即中取搏指，有时甚至非常有力，但重取必然无力，甚至搏动困难。这是里阳不足，阴寒内伏的表现。

第五是常有表不解。此类病人，常见慢性鼻炎、慢性咽炎、慢性头痛、长期身痛等表现。因少阴太阳相表里，少阴阳气不足，则太阳卫气不能充盛，故易受风寒侵袭，因此常见表不解，或解后易复感。

以上是吴门后人运用本方的重要指征，只要有这些表现，就可以投以本方，温经散寒、扶正祛邪。

但临证没有万全之法，有些患者，虽然有以上部分表现，但运用本方效果并不明显。这种情况，常非少阴阳气虚，不是“阳不出于阴”所致，而是阳气郁所致，虽有阳气不振的表现，但常有心烦、口渴喜饮、脉不芤、尺脉不弱等情况，此时必不能以本方治疗，而要根据具体郁的情况，分清是气分郁还是血分瘀为主，分别论治，不能一概而论。

吴门后人继承家学，在其论述基础上提出“开门方”之说。临证凡遇精神不振，伴有如慢性鼻炎、慢性咽炎，经常容易感冒者，尤其症状复杂、难以入手之病患，常以本方打头进行治疗，常能使病情缓解、症状减少、证情明了，令医者豁然开朗，而收执简驭繁之功，为之后辨证扫除障碍。

桂枝汤是太阳病方，治疗疾病一般的思路就是标本兼治，新病与久病在一起，新病是标，旧病是本，所以先治新病，后治旧病。外感与内伤在一起，就必须先治外感，后治内伤，所以桂枝汤的作用，其实是治疗内伤疾病中可能存在的外感因素。桂枝汤去芍药之后，发散的力量加强，与其他发表之剂合用，疗效就更容易显现。

外感疾病中，又分两类：一种是病发于阳，会出现发热恶寒，这种一般就是太阳病；还有一种，就是病发于阴，会出现无热恶寒，其实就是少阴病。太阳病、少阴病，其实就包含了所有疾病的表证。

桂枝去芍药加麻黄附子细辛汤，其实就是一个兼治少阴与太阳之表的方，对于很多内伤疾病来说，用药之所以会无效，就是因为还有表证在，解表之后，很多内伤疾病自然可以痊愈了。

桂枝去桂加麻黄附子细辛汤，其实就是一个解表之方，是一个治疗所有疾病必先经过的关键环节。如果不经过解表，直接治疗里证，是很难发挥作用的。

《内经》说“故知逆与从，正行无问，知标本者，万举万当，不知标本，是谓妄行”。开方必须知道标本，一般情况下，大家都知道疾病在表在里，但是一些复杂的疾病往往是表里兼有，而我们有的时候关注的是最严重的疾病，是里证，反而会忽略表证，这就是我们使用麻黄附子细辛汤的一个重要原因。

延伸阅读

射干麻黄汤这个经方不简单，可以用来治疗瘟疫，也可以千变万化！

2019年冬天，一场突如其来的瘟疫，袭扰了全国人民的新春佳节，这个春节是大家过得最纠结的一个年，每家每户都不敢出去走亲访友，只能在家看电视、聊天，这场“新冠肺炎”疫情按照中医的理论来说，就是瘟疫。

如果是放在古代，因为对病毒不了解，往往是在瘟疫经过相当长的时间传播之后，才会被发现，才会引起重视，而此时大概率是引起了大规模的人口死亡。不过，随着现代科学的进步，以及健全的医疗卫生体系的建立，在疫情发现之初就引起了大家的注意，如果不是恰逢过年这个时间节点，也不会在那么短的时间内产生这么大的影响。在治疗这次瘟疫的过程中，中医药发挥了非常重要的作用，而其中最重要的清肺排毒汤由麻杏石甘汤、射干麻黄汤、小柴胡汤、五苓散组成，全部来自《伤寒杂病论》。

寒湿导致咳嗽，呼吸困难

其实本文要介绍的就是其中的一个方剂，叫作射干麻黄汤，这个方剂出自《金匮要略·肺痿肺痈咳嗽上气病脉证治第七》，原文记载：“咳而上气，喉中水鸡声，射干麻黄汤主之。

“射干十三枚（一云三两） 麻黄四两 生姜四两 细辛三两 紫菀三两 款冬花三两 五味子 大枣七枚 半夏大者八枚（洗）（一法半升）

右九味，以水一斗二升，先煮麻黄两沸，去上沫，内诸药，煮取三升，分温三服。”

一般来说，经典之中的某某汤主之，其实就是这一类疾病可以用这个方不加减直接使用，而“喉中水鸡声”是什么情况呢？一般来说，会认为这是哮喘患者，因为寒湿之气阻滞于咽喉，此时呼吸会比较困难，咽喉部发出水鸡（水鸟）一样的声音，此时不仅需要除湿，还需要温阳，《金匮要略》之中给出的方剂就是射干麻黄汤。而在《外台秘要》之中，有好几个麻黄剂治疗类似的情形。

麻黄剂除寒湿

其实这个方剂是针对肺部问题的方药，而一直以来我们了解的麻黄都被认为是针对风寒之邪的，其实麻黄类方剂治疗的是寒湿之邪在肤表的疾病，肤表包括肺、皮肤还有咽喉等。

我们知道的麻黄汤治疗的风寒之邪，其实就是寒湿在表，此时用麻黄汤温通肺气，发汗解表；如果寒湿之邪再往里入侵，那就会成为风湿，此时我们会用到麻黄加术汤。

同理，射干麻黄汤除了麻黄以外，还有半夏燥湿，细辛除陈寒，紫菀、款冬花宣发肺气，五味子补肺气，射干消痰利咽喉，大枣补肺气。可以说整个方剂搭配得还是比较平和，对于老年人的寒湿阻肺效果非常好。一般情况下，如果有咽喉不适、肺炎、慢性阻塞性肺炎或者鼻炎，主要原因是寒湿阻肺者，皆可考虑使用此方。

射干麻黄汤加减使用

因为此方的疗效非常好，所以后世国医大师金世元教授在此基础上加麻杏石甘汤化裁成一个射麻口服液，把细辛、半夏去掉，加入胆南星、桑白皮、莱菔子、黄芩，即：麻黄、胆南星、石膏、桑白皮（蜜炙）、射干、莱菔子（炒黄）、苦杏仁、白前、黄芩、五味子（醋蒸）。

这个方剂的好处在于，虽然也是治疗痰饮导致的肺部炎症，咳嗽上气，咽喉水鸡声，但适用于外邪犯肺、入里化热所致的咳嗽、痰多稠黏，胸闷憋气，气促作喘，喉中痰鸣等症状，如果是老年人，或者小儿出现了以上情形的肺炎、咳嗽、哮喘等肺部疾病皆可考虑使用。此方经化裁，生产成为口服液，对于普通民众来说，购买和使用都比较方便。

2019年末到2020年初的新冠肺炎主要的症状就是出现发热、气喘，很多都有呼吸困难的症状，前线的大夫反馈，很多患者就是硬生生被憋死的，因为无法呼吸窒息而死。国家中医药管理局组织专家在此射干麻黄汤加麻杏石甘汤的基础上，加入了小柴胡汤、五苓散，其实加强了这个方剂的除湿、清热效果，形成了疗效显著的清肺排毒汤。

其实此次瘟疫，从一开始的湿毒致病，再到后来的寒湿疫，然后才有了清肺排毒汤，贯穿始终的都是湿气，而发病部位是肺，所以按照这个规律，麻黄类方剂始终是可以派上用场的。为什么会选择射干麻黄汤加麻杏石甘汤加减，其实也说明了这个经方的奥妙之处。

另外，恰逢春季，还是倒春寒严重的时候，此时用小柴胡汤可以协助人体完成肝气的升发，也可以在短时间内协助退热。疾病可以千变万化，但是我们使用的经方还是一千多年前的经方，这就是中医的魅力所在。

使用指征

对于射干麻黄汤，只要寒湿导致的咽喉炎、哮喘、呼吸不畅、痰多等都可以使用，一般还会有舌苔薄白、四肢较冷，或者有大便稀溏的症状。如果是发热，或者大便秘结，舌苔有黄腻之象，那就可以考虑用中成药射麻口服液了。

第七讲

甘草汤 真正意义上的众方之祖

一直以来，大家都认为桂枝汤是众方之祖，其实是很多人说得多了，听得多了，自然就信以为真了。事实上，学过中医方剂学的人都知道，所谓的方剂之祖，甘草汤应该是最具有代表性的了。

甘草汤：甘草二两

甘草与甘草类方

甘草在古代运用最广的就是调和百药的作用，几乎无药不用甘草。经方之中，以甘草命名的药方也有好几个。一个是治疗心系疾病的炙甘草汤，主要是针对发汗太过导致的心悸动，脉结代；一个是甘草泻心汤，这个方子主治的范围是腹泻太过，人体出现腹泻不止，津液丧失太多；还有一个则是少阴病，咽喉疼痛，甘草汤治之。

这些方剂之所以以“甘草”命名，是有很重要原因的。首先甘草具有存津液的功能，所以发汗太过导致的心悸动，就会用甘草汤、桂枝甘草汤，而用来泻下的调胃承气汤也加入了甘草；在此，甘草具有很强的护胃作用，可以补脾胃，所以腹泻太过，无法止泻，需要用甘草作为君药。另外一个，甘草还有很强的滋润作用，比如咽喉干痒导致的问题，甘草汤主之，如果效果不怎么好，则可以在此基础上加入桔梗，成为桔梗汤。

随着现代科学研究的推进，其实甘草的作用不仅仅是这些，还有其他很多作用。比如甘草可以解毒，对很多人体中毒的现象都有抑制作用，其中重要原因就是甘草中含有葡聚糖，能够解毒。

甘草的多种功效

甘能缓。作为中医药的一个重要理论，性味归经是很重要的。甘味药可以缓解人体的急迫，所以很多因为紧张或者疼痛导致的症状，都可以用甘草加以缓解，我们熟知的芍药甘草汤就是其中一个非常有名的代表。

甘能调和诸药。一般比较复杂的方子，或者寒热并用的方剂，必定会加入甘草，以调节它们之间的不和。

甘草能解毒。比如食物中毒，中毒之后人会水谷不进，只需要煮一碗甘草水，随时服用，一般服用之后都会呕吐，呕吐完了毒就差不多解了；如果不出现呕吐的现象，那么继续服用，效果更好。

甘草汤还可以用来治疗因为服用药物而呕吐者，只需用甘草汤频服，就能够内服其他药物。除此之外，甘草煎汤还能治疗因为开水或者火烧伤导致的各种创伤，对于伤口恢复有很好的作用。

第八讲

干姜甘草汤 甘温之剂

在经方运用史上，有一本《经方释例》的著作影响很大，对经方的化裁加减也有比较深刻的研究，一直以来受到医家的欢迎，这本书的第一个方就是甘草，把甘草作为所有方的源头，非常有意思。

干姜甘草汤： 甘草（炙）四两　干姜（炮）二两

甘草与干姜

在甘草的基础上加药物，可以合成很多不同的方，这些方疗效也非常直接，非常明显。比如我们知道的芍药甘草汤，治疗因为肝气疏泄太过导致的静脉舒张等问题；还有大黄甘草汤，主要针对的是餐后出现呕吐，有很好的疗效。这些方的组成只有两味药，如果再加入一些药，就变成更为经典的方剂。比如甘草大黄汤加入芒硝，就变成了小承气汤，治疗因为胃部有实热导致的阳明热证。

干姜这味药是非常特殊的。一般来说，干姜用来治疗的疾病非常多，很多医家认为干姜“守而不走”，所以在使用附子的时候，需要干姜来守住，不然的话辛窜太过，气不能留。体内水液丧失太过的时候，也会使用干姜。

不过，生姜与干姜其实有相同之处也有不同。生姜可以祛痰饮，所以胃中有寒饮，一般就会用生姜，干姜事实上跟生姜的作用是差不多的，但是干姜温中效果会更好。

一般情况下，使用干姜，就是利用其守而不走之性。所以出血了，一般用炮姜；小便太多了，也会用干姜；如果是大便溏泻，泻得太厉害，也需要使用干姜。

临床应用

在此基础上，干姜甘草汤就是非常好的收津液之方了，《伤寒论》首次使用干姜就是在汗出太过的条件下，使用干姜甘草汤，以复其阳。

《金匮要略》中也用了干姜甘草汤，所谓的干姜甘草汤治疗的是口内多津液，大便溏泻，小便清长，以体内寒饮为主的肺痿。

干姜甘草汤可以说是扶阳的一个特殊方剂，跟桂枝甘草汤不一样，桂枝甘草汤主要针对的是心液丧失太多、心悸等症状为主的误治证；干姜甘草汤治疗的是因为全身性津液丧失，特别是以肺气虚导致的上下不能收，以干姜甘草汤收之。

正是因为如此，所以张仲景在治疗寒饮导致的咳嗽时，一般都是加上干姜、五味子，或者干姜、细辛、五味子。干姜为收涩肺气之用，而五味子将肺气下降，收归于肾，细辛主要的作用还是将肾气调动起来，形成一个比较完美的循环。

干姜甘草汤是一个经典方剂，一直以来都没有得到太多的重视，所以中医人，特别是想用经方治疗疾病的同道，都应该好好地了解一下。因为不管是后面的四逆汤，还是理中丸，都是在此基础上发展而来的。

第九讲

芍药甘草汤 腹痛腿疼大便难，此方服后顿时安

小时候如果经常吃一些难以消化的食物，如果食物是热性的，久而久之就会出现腹痛，此时可以服用一些理气的药物，比如止疼最有效的就是青木香，木香理气疗效非常强，立竿见影。

芍药甘草汤： 白芍药（味酸）四两　甘草（炙）四两

痛证与拘急

在遇见痛证的时候，我们其实也会使用一些活血化瘀的药物，这些药物一使用，马上就见效，疼痛就会减轻，比如乳香、没药。但是对于一些癌症来说，用这些活血化瘀的药物还是不能止痛。

其实在人体内部，拘急有的时候跟痛是一回事，拘急严重一点就是痛证，而痛证稍微缓解一下就是拘急。一般来说，我们最常见的拘急就是抽筋，按照西医学来说就是人体的钙离子过低了，所以抽筋。

但是，中医认为抽筋是经之病，属于肝病的范畴，所以一般治疗抽筋都会在疏肝理气上作文章。在抽筋发生的时候，一般有两种原因：一种是因为水液丧失太过，导致人体津液不足，没有津液滋养筋脉，所以会抽筋；另外一种原因则是体内寒气太重，气脉不通，导致筋脉不荣。

治疗手脚痉挛

在《伤寒论》中，因为发汗太过，导致体内的津液丧失太过，就会出现手脚痉挛，此时就必须从两个方面加以改正：首先是服用干姜甘草汤，可以很好地改善人体的阳气，使得体温恢复；第二步才是柔肝，用芍药甘草汤作为柔肝之品，这样手脚痉挛就自然能够治愈。

治疗腹痛

一般来说，芍药被认为是酸性的，所以一直以来我们认为芍药甘草汤是酸甘化阴，是滋阴的药物。事实上，芍药是入肝经的，是柔肝之品，所以芍药甘草其实是柔肝之药。对于肝脏这种平时就很刚强的脏腑，就必须时不时用柔肝之药来缓解。

所以历来的医家，都将芍药甘草汤作为治疗腹痛的神方，如果肝气太旺盛，就会导致肝脾不和，肝脾不和就自然会有腹痛，是需要用芍药甘草汤治疗的，且疗效非常显著。

在判断肝脾不和的时候，一般会看腹直肌，因为通常肝脏不好的人，会表现为非常干瘦，而腹直肌也经常非常紧。在人体内，腹直肌的状态基本上就代表了整个身体的肌肉状态，所以腹直肌紧张就基本可以判断人体的所有肌肉紧张了。

芍药甘草汤除了缓解腹直肌紧张，还可以治疗因为肌肉紧张导致的各种痛证。所以芍药甘草汤可以治疗各种痛证，包括手脚疼痛，基于这样一种原理，所以古代又将芍药甘草汤叫作去杖汤。

在《伤寒论》中，如果腹部疼痛，或者腹部拘急，就会加入芍药，比如桂枝加芍药大黄汤，还有小建中汤。但是，因为芍药的药性其实有点泻的作用，所以很多大便溏泻者就不适合用了。

治疗肝病有特效

因为芍药甘草汤是柔肝之品，所以因为肝的问题引起的痛证，不管是胆结石、肾结石，还是其他内脏的疼痛，都可以在治疗的时候加入芍药甘草汤。

对于很多乙肝患者来说，一般都会出现腹直肌强劲的表现，有的病人腹直肌甚至看起来像一块铁板，所以有专家用芍药甘草汤治疗乙肝，疗效非常好。这个时候，芍药甘草汤其实不仅可以祛湿热，还可以柔肝，是非常难得的治疗乙肝的方。

其实芍药的作用，并不是像古人说的酸甘化阴，而是柔肝之后，肝血足，自然就会表现出阴液足。桂枝汤加芍药的应用非常有技巧，有的时候不用芍药，因为主要症状在胸部；有的时候需加大量的芍药，因为主要症状在腹部，且有腹痛的症状。

第十讲

甘麦大枣汤 精神病都喜欢这个方

中医治疗精神疾病，一般都是用一些比较常见的药物，尽量会少用一些稀奇古怪的方，本来治疗精神疾病就有很多难处，如果还用损害其他脏腑的药物，就会得不偿失。

甘草小麦大枣汤： 甘草三两 小麦一斤 大枣十枚

精神疾病，中医轻镇静，重视肝脾

中医治疗精神疾病，也用一些镇静药物，但是镇静药物只是点缀，并不是最重要的，如我们知道的柴胡加龙骨牡蛎汤，其中主要作用成分其实是小柴胡汤加减，而龙骨牡蛎之类的镇静药是其次的。

治疗精神类疾病，中医最重视的就是肝的疏泄功能，现代的辨证论治主要从这方面考虑，所以一般都是在治疗肝病的时候，再兼顾其他脏腑。有的时候也重视脾胃，脾胃是治疗精神疾病的另外一个关键。

但是从中医的发展历史来说，从脾胃论治才是中医药治疗精神疾患的主流，比如用来治疗抑郁症很多时候用甘草泻心汤，主要还是用其甘缓之性。其中还有一个很出名的方剂就是甘麦大枣汤，只要对证，疗效是非常好的。

人体的「神」与「魄」

其实在人体内，有两套系统，一套系统是听从大脑指挥的，一套是不听大脑指挥的，所以需要有两套领导班子来管理。听大脑指挥的这一套系统，西医学认为是自主性神经，即中医的“神”；而不听大脑指挥的这一套系统，西医学认为是植物性神经，即中医的“魄”。

其实，我们中医所谓的心神，某种意义上来说，就是所谓的自主性神经，只受我们的意识指挥，就能发挥作用。

植物神经，即非自主神经系统，即使在我们睡眠的时候它还在工作，就是我们没有意识的时候还在工作的神经。而中医有一个词可以完美地概括，那就是魄。

肺之神为魄，所以当我们深呼吸的时候，可以调整人体的状态，可以使我们镇静下来。而我们的肛门，中医说是魄门，掌管着一个人的魄。脾胃与肺，在魄上得到了统一。

调节脾胃，镇静解郁

甘麦大枣汤是非常奇特的方剂，整个方也就三味药，甘草、小麦、大枣，是非常普通的几种食物，但是治疗妇女的抑郁症疗效非常好。只要出现了无缘无故想哭，情绪不听自己使唤，那就可以用甘麦大枣汤。

甘麦大枣汤就是一个可以说是针对魄与脾胃的专方，首先甘草、大枣、小麦都是非常好的调节脾胃的药物，另外大枣还有很强的补肺气的作用，但其实作用还是在调节脾胃上，它们协同作用，使人变得更加镇静。

《金匮要略》所谓的“象如神灵所作”，其实就是一种人体不听自己的意识主导的状态，需要通过调整人体的状态，特别是植物神经，此时就要调整肠胃功能。所以甘麦大枣汤的使用有一个很明显的指征，那就是腹部肌肉比较紧张，此为腹诊的重要指标。

其实腹诊时如果出现腹部非常硬，肌肉紧张，很大一部分原因是因为肝脾不和，所以这个方之中的麦芽是发挥了不可替代作用的。如果没有麦芽，要达到这么好的疗效，可能只有用芍药、茵陈之类的药物才能替代了。

第十一讲

甘草附子汤 风湿相抟的专方

在《伤寒论》中，大多数疾病都是因为风寒导致的，但是风寒湿三者一起来，就会形成一种比较严重的叫作风寒湿痹的证。有风治风，有寒治寒，有湿治湿，这是最基本的。但是如果风寒湿同时在，就必须风寒湿同时治，方能达到效果。

甘草附子汤： 甘草（炙）二两　附子（炮，去皮破）二枚　白术二两　桂枝（去皮）四两

甘草附子汤与白虎汤

如果是风湿邪气所致疾病，治疗上则注重除风祛湿，风不除则痛，湿不去则风仍在，所以风湿邪气导致的疾病治疗上要求除湿务尽。《金匮要略》中治疗风湿的方子有麻黄加术汤、麻杏苡甘汤，还有甘草附子汤等。

风湿其实也分两种：一种叫作风寒湿痹，属寒性；一种叫作风热湿痹的热痹。其实在《伤寒论》中，两种风湿痛都有专方对应，一个是甘草附子汤，一个是白虎汤。

一直以来，大家对白虎汤的解读都是停留在白虎汤清热这个点上，忘记了白虎汤其实是治疗暑湿疾病的方。暑湿疾病重要的病因就是湿热，所以祛湿除热就能解除各种症状。

《伤寒论》中每一个条文其实都是与上下条文之间进行对比的，上下两个条文之间存在着很多相似点，也有很多不同

点。在风湿条文后面，有桂枝附子汤，有甘草附子汤，后面紧紧跟着的就是白虎汤，所以白虎汤与甘草附子汤是两个对比条文，两个条文都有疼痛的症状。

甘草附子汤治疗特点

甘草附子汤主要组成是甘草、附子、桂枝、白术，这几个药针对的就是人体风寒湿痹太重，附子驱寒，桂枝除风，白术祛湿，甘草可以缓解，药效非常好，但是在治疗风湿的时候，还是要辨别其病邪的新旧，如果是疼痛很久之后的风湿病，治疗起来就没那么简单，很多患者服用之后会出现疼痛加重的情形。

因为很多时候使用附子，能够增强人体的阳气，阳气一旺，正邪之间的交争就增强了，此时就会导致各种不舒服，所以在治疗之前，使用附子猛攻之前，一般要经历一段时间的治疗平稳期，可以用白术、人参之类的药物，慢慢增强人体的免疫能力，先祛除一些邪气，然后再加附子，这样才能保障攻邪之时，不会出现剧烈的疼痛。

白虎汤的组成主要有甘草、粳米、石膏、知母，其实完全是治疗湿热疾病的方，石膏清热，知母除湿，甘草缓中，而这里的白虎汤其实就是治疗所谓的白虎历节的主方。有人会觉得奇怪，为什么白虎汤治疗风湿热痹没有除湿的药物，都是一些清热的药。从这一点也可以看出，在治疗风湿疾病的时候，寒性的疾病需要风药，而热性的疾病基本不用风药，只需要清热药物就行。

甘草附子汤虽然治疗的是风寒湿痹，但是在症状中还是会有骨节烦痛，这个烦不是热，而是肾虚导致的躁烦，所以一般肾虚的患者才会出现风湿病，这个需要注意。

西医学将风湿病归为免疫系统疾病，其实就是人体的功能发生了障碍，大多数的免疫反应虽然表现出来的都是实证，事实上，还是因为人体的正气虚了，所以治疗风湿疾病用补药更多，用泻药较少，白虎汤的运用频率是比较低的。

白虎汤治疗的风湿热痹，是因为免疫反应太过激烈，导致了局部的红肿热痛，属于亢奋因素导致的。

第十二讲

麻杏石甘汤 风温病经典方

麻杏石甘汤可能是《伤寒论》条文中最容易记忆的，且用途最广的一个方，所以自从背诵了《伤寒论》前一百多条条文之后，经过几年的健忘，虽然对前面条文的印象越来越浅，但是麻杏石甘汤的条文却始终还是记得的。

麻黄杏仁甘草石膏汤： 麻黄（去节）四两　杏仁（去皮尖）五十个　甘草（炙）二两　石膏（碎，绵裹）半斤

治疗温病的三条途径

太阳病，发汗后，汗出而喘，身无大热者，麻杏石甘汤主之。

记得有一次在微生物学课程期末考试的时候，问到感染了肺炎球菌该怎么办，很有意思的我，回答了好几个方案，一个是按照生物学原理的除菌方案，一个是按照中医辨证论治的方案，其中就考虑到了使用麻杏石甘汤和小青龙汤。虽然忘记了具体如何治疗，如何作答的，但是这个事件留下了深刻的印象。

关于温病与伤寒，很多人一直在争论，其实不管如何，经方还是包含了大多数温病治疗法则的。个人认为风温病之初起，可以有三个治疗方案：一个方案是小柴胡汤，这个方案是比较多人赞同的，但是小柴胡汤治疗的风温，肯定是夹湿的，不是单纯的风温；还有一个方案是葛根汤，葛根汤治

疗的风温是比较特殊的，因为一般伴随着肠胃的症状，或者有呕吐，或者有腹泻，或者还有颈椎问题；另外一个方案则是麻杏石甘汤，这个方案则是治疗风温夹热、带火的类型。

这三个方案其实就是叶天士所谓的温邪上受，首先犯肺的三种情形。第一种情形，小柴胡汤证。如果治疗未痊愈，就有可能进入下一个阶段。这个时候就会有大柴胡汤证，发热与恶寒之间来回折腾，这也是肺部感染很容易出现的一种状态。

第二种可能，那就是葛根汤证。葛根汤证其实就是温病所谓的卫分证，还有一点的气分证，但是不是气分证的深入阶段。如果葛根汤证没有及时治疗痊愈，很快就会变成葛根黄连黄芩汤证，再深入就变成血分证了，此时就要考虑使用生地之类的代表方，如犀角地黄汤等。

第三种可能就是麻杏石甘汤证，这个方证其实是卫分证稍微重一点，气分证的前期，所以也可以普遍出现在温病之中。麻杏石甘汤证如果没有痊愈，很快就变成了口大渴、脉洪大的白虎汤证。白虎汤证如果日久，则虚而变成了人参白虎汤证，或者变成了竹叶石膏汤证。

不管如何，这三条路线是温病可能的途径，也是我们遇见温病的可能应对方案。如果大家觉得经方难以学精，则可以用笨方法。比如我们大家都知道的人参败毒散，就是一个笨方法，可以很快又很准地预防一些时气病。

时行感冒的治疗方案

秋季，流行性感冒开始冒头，很多人用常规的方法治疗，效果都不显著，但是根据前段时间春行秋令的气候特点，这段时间又有脾胃不适的症状集中爆发，可以考虑以下两种方案：

以口渴、心烦为主要不适的流感，虽然有咽喉不适、鼻炎等症状，可以着重考虑麻杏石甘汤加补中益气汤。

以口渴，大便溏泻，或者呕吐等为主症的流感，则可以重点考虑葛根汤这个路数。如果有想呕的症状，就加入一些半夏，这样能够很好地预防该年的风温。

如果出现了舌苔厚腻，还有喜呕的现象，那就是另外一种风温了，可以重点考虑小柴胡汤，或者大柴胡汤。

第十三讲

麻杏薏甘汤 可以美白的经方

麻黄杏仁薏苡甘草汤：麻黄（去节，汤泡）半两　甘草（炙）一两　薏苡仁半两　杏仁（去皮尖，炒）十个

经方剂量的魅力

经方治病，药简力专，所以一般的经方之中，一味药的药量都是非常大的。比如我们知道的桂枝汤，桂枝三两，很多人认为三两其实就是现代的 9 克，或者有人考证出来一两是现代的 16.325 克，但是实际使用的时候，其实没有人敢这么用。

但是用常理度之，桂枝汤总共才五味药，就算一个方剂中有五味药都是三两，那就是一味药 50 克，总共不过 250 克，实际上量是很小的。现代一个方动不动就是二十多味药，算下来也不会少。以此而论，经方用药其实并不是很重，只是我们理解错误而已。

药性温和的风湿病专方

经方一般以五味药作为中等用量，而四味药、六味药的也不在少数，其实有很多方都具有美白的功效，比如麻黄汤、麻杏石甘汤，但是这两个方说实话药性比较偏，一个是完全性温的药，一个是性温中有大寒之品，所以很多人看了之后，其实还是不敢使用。

今天就跟大家介绍一个比较平衡的方剂，这个方剂其实也是由类似的药物组成，但是因为搭配使用，药性更加中和，所以使用起来也比较安全，也会很放心。这个方剂就是经方——麻杏薏甘汤。

麻黄杏仁薏苡仁甘草汤，简称麻杏薏甘汤，是《金匮要略》之中治疗风湿病导致的关节疼痛的专门方剂，就是专门治疗湿邪在肤表，在肌腠，导致人体一身重，难以转侧的各种症状，被放在麻黄加术汤、木防己汤等方剂之中，当成一个治疗风湿疾病的专方。

很多人不知道，其实这个方与麻黄加术汤一样，都是治疗风湿之邪在肤表的方剂。风湿之邪在肤表，其实就意味着皮肤会有问题，古代的分科不是那么细，所以在仲景的辨证论治体系之中，很少将一些外在的皮肤状态作为一个专门的病，而是结合脉象等症状进行判断。

方剂组成、用法及方解

该方的组成与用法：麻黄（去节，汤泡）半两，甘草（炙）一两，薏苡仁半两，杏仁（去皮尖，炒）十个，上剉麻豆大，每服四钱匕，水盏半，煮八分，去滓，温服，取微汗，避风。主治“病者一身尽痛，发热日晡所剧者，名曰风湿。此病伤于汗出当风，或久伤取冷所致也”。其实麻黄可以不去节，只要对证就能发挥好的作用，但是对于一些有心脏疾病的患者来说，需要特别注意。另外，服药之后，人体的汗毛孔大开，此时如果吹风，就会引风邪进入人体，使人体的风湿之气增加，反而会加重病情。

其实，对于麻杏薏甘汤的分析，历来有不少的医家给出了很多非常重要的见解。清代徐忠可认为此证系湿由皮毛遍体蒸郁，但未淫于肌肉。发热日晡所剧，乃“日晡为申酉时，金之气，肺主之，肺之合皮毛，明是风湿从肺之合而浸淫内着，至肺金旺时助邪为虐而加甚”。清代尤在泾认为此方是散寒除湿之法，“日晡所剧，不必泥定肺与阳明，但以湿无来去，而风有休作……虽言风而寒亦在其中”。对于组方意义，徐氏曰：“麻、杏利肺气，微发汗以清皮毛之邪……薏苡、炙草壮筋悦脾而去风胜湿。”尤氏谓：“麻黄散寒，薏苡除湿，杏仁利气，助通泄之用，甘草补中，予胜湿之权。”

综观全方，药仅四味，根据其药力与作用分析，方中麻黄为君药，取其宣肺发汗，可使表邪从汗而解。对于肤表有寒湿之邪的患者来说，麻黄的疗效来得特别快，一般一剂知二剂已。甘草用量倍于麻黄，在方中居臣药地位。一方面取其甘缓之性，以缓麻黄之峻，防其发散太过，恐大发其汗，则“风气去，湿气在”，而病不愈，只有“微微似欲汗出者，风湿俱去也”。另一方面取其甘平之性，和中益脾，培土以胜湿。薏苡仁为佐药，《本经》言其性微寒，主风湿痹；《本草正》称其味甘淡，能祛湿利水，以其性凉，故能清热。现代很多人用之治疗湿气重导致的亚健康状态，其实是很有必要的。本方取其甘淡微寒之性，利湿清热，与麻黄相伍，外散内利，使在表之风湿得散，在内之湿得利，颇宜于风湿化热之痹证。复以杏仁佐之，取其宣利肺气，兴肺之治节，使气化湿亦化。诸药配合，有宣有降，有散有利，祛风渗湿，表里分消，是为风湿在表，微有化热之证而设。由于风湿化热，故其症发热日晡加剧。盖湿属阴邪，旺于阴分，至午后阴气将盛之时，邪与正争，正气抗邪，故而发热增剧。

麻杏薏甘汤因为具备了很强的除湿功能，所以在治疗因为风湿之邪在肤表导致的各种问题时，疗效显著。其中一个最好的疗效就是通过麻黄的宣发作用，人体的皮肤会变得更加明亮，湿气消除之后，也会变得更加干净。另外，杏仁具有很强的润滑作用，所以皮肤干燥者，服用之后皮肤变得更加细腻。而薏苡仁则是除湿，使皮肤变得更加平滑的重要药物。诸药结合在一起，治疗皮肤粗糙、皮肤干燥等症状都非常好。

第十四讲

越婢汤一直被误解的经方

越婢汤，一个虽然在《伤寒论》中出现，但是没有多少存在感的经方，后来又在《金匮要略》中重新出现了，用它来治疗皮水。而在孙思邈的书中，越婢汤是用来治疗非常有名的脚气病的，即类似于现代的痛风。

越婢汤： 麻黄六两　石膏半斤　生姜三两　大枣十五枚　甘草二两

痛风的产生

说起痛风，大家可能都知道是因为吃海鲜引起体内嘌呤增高导致的病症，事实上，不吃海鲜的人也有可能会患痛风，因为中医认为痛风是由寒湿或者湿热引起的，归根到底就是因为湿气。

海底生物，大多数情况下都是非常寒凉的，比如我们通常知道的蟹，就是寒凉性质的生物，所以吃蟹一般需要加入一些生姜，因为生姜是可以除湿的，也可以温胃。吃蟹的时候，如果出现了中毒，那么通常会加入紫苏作为解毒的药物。

越婢汤治疗什么病症？

越婢汤就是一个治疗体内湿气的方剂，这个方子非常特殊，特殊在组成很有意思，像麻黄汤又没有桂枝，像麻杏石甘汤又没有杏仁。越婢汤由麻黄、石膏、生姜、甘草、大枣组成，简单而又非常有力度。

越婢汤所主治的是风水，即体内有郁热，所以会有出汗的情形，但是外面有寒邪，很多时候会恶寒、怕冷。所以越婢汤证比较有意思，少穿衣服则觉得冷，多穿衣服则要出汗。

事实上，现代用越婢汤治疗疾病也无法定案。不过对于脚肿痛，可以考虑使用越婢汤。孙思邈用来治疗脚气病，事实上也有可能是心脏病和痛风。

现代人用越婢汤来治疗所谓的肾病，因为肾病一般都会出现浮肿的现象，而肾病有恶寒、汗出的，也有不出汗的。

与麻黄汤、麻杏石甘汤的区别应用

越婢汤与麻黄汤有区别。麻黄汤证一般是怕冷发热，而越婢汤证则是怕冷出汗不发热，这就是《伤寒论》中所谓的病发于阳和病发于阴的区别。

越婢汤与麻杏石甘汤有区别。麻杏石甘汤证是心烦口渴，虽然也有出汗的情形，但是没有怕冷的明显症状，麻杏石甘汤是治疗温病的特效药，其中的杏仁是专门针对肺部的，所以麻杏石甘汤针对的是肺部感染，疗效非常好。

越婢汤方解

越婢汤有麻黄、石膏，这两味药很有意思。麻黄本来是发表的，但是跟清热的石膏放在一起，就可以利尿，所以越婢汤治疗的病症之中，一个最重要的症状就是浮肿，如果还有小便不利，加点白术就可以达到很好的疗效。

除此之外，便是常见的生姜、甘草、大枣，作为常见的三味药，主要发挥的作用其实就是固中焦，提升人体的津液。

越婢汤方名由来

越婢汤的名字，一直以来都是大家怀疑的，有的认为是越脾汤，有的认为是越痹汤，但是都不能很好地解释。事实上，按照其名字及最早的记载来说，越婢汤很有可能就是原本的意思，即越地的婢女经常携带的方剂。

越地多沼泽，所以鱼虾之类的海鲜较多，且地气卑湿，最容易伤肾。肾气一伤，就会导致浮肿、脚痛、心脏病，或者古代所谓的脚气病。这种脚气病最快就几天，最慢也就是一个月，如果没有好的郎中，是会毙命的。就好比现代的高血压、心梗等疾病，如果不随身带着一些硝酸甘油之类的药物，真的一不小心就没命了。

所以越婢汤，其实就是越地的婢女随身携带的汤药，毕竟学士大夫身份尊贵，不可能随身带药，都由书童婢女之类携带。

第十五讲

炙甘草汤 滋阴诸方之祖

一般来说，滋阴补阳是最难的中医问题，通常滋阴补阳都是停留在肾的层面，但是善补阴者，必定从阳中滋阴，而善补阳者，必定阴中求阳。前者的代表就是炙甘草汤，一个从心阴的角度补阴，因为心为火，属阳，从阳中求阴，方能源源不绝；后者代表则是肾气丸，从阴中求阳，因为肾为阴，从滋补肾阴的过程中补阳，才能让阴阳相生。

炙甘草汤：甘草（炙）四两　生姜（切）三两　桂枝（去皮）三两　人参二两　生地黄一斤　阿胶二两　麦门冬（去心）半升　麻子仁半升　大枣（擘）十二枚

复脉汤与炙甘草汤

复脉汤，其实就是以甘草作为君药，又叫炙甘草汤。不过，据有关专家考证，炙甘草汤是炙甘草汤，复脉汤是复脉汤，两者是不一样的。炙甘草汤就是一味炙甘草，因为甘草有缓解急迫的功能，即“甘能缓”的意思。

炙甘草汤的组成是炙甘草、生地黄、阿胶、人参、麻子仁、桂枝、生姜、麦门冬、大枣，稍微一看，除了桂枝和生姜，其他几乎是一律的滋阴之药，用桂枝主要的作用还是因为桂枝能够入心，而生姜则是能够助人体的气机升降，特别是胃气下降，能够解胃部之阻滞。

在炙甘草汤中，注明了生地黄为一斤，一斤是非常大的量，但是它的方名不叫生地黄汤，而叫炙甘草汤或者复脉汤，以此而论，生地黄虽然是量最大的，但也未必是最重要的。

炙甘草汤证的核心是脉结代、心动悸

炙甘草汤是太阳篇到了最后才放进来的，一般来说这种经方治疗的疾病跟感冒关系不是很大，只有到感冒引起了心率问题时，才能用到。一般来说，感冒要引起心率失常，是比较难的，除非在治疗的过程中出现了较大的失误。

伤寒感冒发汗太过，就会出现汗出不止，出现心率失常，此时就可以考虑使用炙甘草，可以考虑桂枝甘草汤。

很有意思的是“伤寒脉结代，心动悸，炙甘草汤之”，这句话是放在了治疗风湿类疾病的附子甘草汤之后，放在了白虎汤之后，其实这四个方剂都有一个共同的特点，那就是治疗的疾病都会有心脏问题。风湿性疾病一般会有心率的失常，但是心率失常不是主要的问题，所以在附子甘草汤之中，甘草是最重要的一味药，而白虎汤之中，石膏、甘草很重要。

炙甘草汤治疗的疾病，肯定是心液丧失太过，导致了心阴心阳之间不能协调，所以心气不定，出现了心率不正常，所以会有“脉结代，心动悸”。

所谓的代脉，“代，更代之义，谓于平脉之中，而忽见弱，或乍数乍疏，或断而复起。盖其脏有所损则气有所亏，故变易若此，均名为代”，其实跟促脉、结脉都类似，是心率出现问题的一种脉象，一般来说在把脉的时候，脉有点跳动失常，忽大忽小等，都可认为是代脉。

后世医家不得法，所以将这种脉结代的患者归纳为死症，于是有了“三十动一代者，二脏无气；二十动一代者，三脏无气；十动一代者，四脏无气；不满十动一代者，五脏无气，予之短期，要在终始”，并根据这些代脉的现象断定生死的日期。

炙甘草汤用来治疗最多的就是甲状腺亢奋导致的心悸，疗效非常好，因为甲亢就会有胃口大开，身体发热等现象，是典型的阴虚证，使用炙甘草汤刚好对证。

后世医家也有遇见自己出现代脉的，但是自己治疗好了，现身说法者比比皆是。这也可以看出我们的经典之中的一些理论的偏差性。

只要出现了代脉，一般就会有心阴不足，此时只要还有其他阴虚的症状，就可以考虑使用炙甘草汤，一般来说治疗的效果非常好。

有的病人因为发汗太多，导致了心阴虚，此时有五心烦热，也需要考虑使用滋阴的方法治疗。因为条文简单，所以炙甘草汤的运用也是非常简单的，简单到可以根据是否有心悸动、脉结代，来确定是否使用该方。

后世医家以为六味地黄丸是治疗阴虚的最好方剂，其实则不然，六味地黄丸的药味，一半是滋阴的，一半是利尿的，但是没有在脾胃上下足功夫，很多人服用六味地黄丸之后，出现的第一个反应就是胃口变小。而炙甘草汤，因为有桂枝和生姜的缘故，其实是比较不错的，胃口的改变没有那么大。

第二章

阳明方串讲

第十六讲

茵陈蒿汤 湿热病专方

茵陈蒿汤： 茵陈蒿六两　栀子（擘）十四枚　大黄（去皮）二两

茵陈蒿汤与茵陈五苓散

茵陈蒿汤是中医治疗黄疸的方，即肝炎急性发作期的治疗方。茵陈蒿汤由茵陈蒿、栀子、大黄组成，跟茵陈五苓散有很大的差别，虽然它们都是治疗黄疸疾病的。

茵陈蒿汤是用于湿重于热的黄疸，所以心烦小便黄是一个辨证重点；茵陈五苓散则偏重于湿气引起的黄疸，特别是下焦湿热。所以两个方虽都治黄疸，区别也非常明显。

利湿作用与肝炎的治疗

很奇怪，几乎所有的肝炎都有一个特性，那就是小便不利。茵陈蒿汤中的茵陈蒿、栀子、大黄虽然都是去热的药，同时也都有非常强的除湿作用。

茵陈蒿可以利湿，大家是知道的。《神农本草经》说茵陈蒿可以推陈致新，其实就包含了可以利小便，还可以利大便。大黄可以利大便，同时也可以利小便，这也好理解。栀子可以清热，还可以利小便，比如八正散就有栀子，它是治疗小便不利的著名方剂。

之所以这三味药都可以利小便是因为它们都对肝有好处，利肝胆则可以利小便。叶天士就很有远见地提出，肝司二便，而不是肾主二便。所以疏肝理气，很多时候可以对大小便有很大的促进作用。

茵陈没有利胆的作用，大黄也没有利胆的作用，栀子也没有利胆的作用，但是三者加在一起，就可以利胆去黄。

茵陈蒿汤的拓展应用

茵陈蒿汤的用途其实比较广泛，但是对于肝炎的黄疸期，用到的机会却是比较少的。这是因为，肝炎病人来看中医大都是阴黄期了，或者是慢性的肾虚型了。

所以茵陈蒿汤的运用，还需要拓宽视野，正是因为茵陈蒿治疗的是心胸烦闷的黄疸虚热证，所以凡是以心胸烦闷为主的失眠、发热、精神疾患，都可以适当加减运用。特别是中焦湿热导致的心烦失眠，比如有些抑郁症的患者。

茵陈蒿汤在某种程度上可以跟青蒿柴胡汤之类的类比，柴胡可以疏肝，但是不可以久用，久用就会导致肝血不足，反而不利于长久的治疗。但是，茵陈蒿汤对肝的疏泄功能有很强的作用，所以可以派上用场。

凡是由于肝脏问题导致的，特别是西医学意义上由肝脏病变导致的疾病，都可以适当加入茵陈蒿对症治疗。所以，对于肝主疏泄不及导致的各种腹痛、痛经等，加入茵陈蒿，疗效非常好。

茵陈蒿汤作为治疗郁热的方剂，只要证型能够对得上，就可以放心大胆使用，比如荨麻疹很多都是郁热导致的，用茵陈蒿汤治疗就能达到很好的疗效。

茵陈蒿汤还可以治疗妇科疾病，妇科疾病基本上都可以用柴胡剂，同时也可以考虑使用茵陈蒿汤，这个方剂在治疗郁热为主的妇科疾病中能够发挥很好的作用。

第十七讲

白虎汤 古人用来治风湿，今人只识疗中暑

白虎汤是《伤寒论》中非常重要的一个方，不仅仲景用来治疗伤寒，后世很多医家也运用白虎汤治疗属于“阳明气分热证”的疾病，但是白虎汤一开始并不是我们现在理解的如此，其中还有很多问题值得我们探讨。

白虎汤： 知母六两　石膏（碎）一斤　甘草二两　粳米六合

白虎汤证新解

众所周知，中医有所谓的六神汤，即青龙白虎、朱雀玄武、阴旦阳旦，但是在仲景的方剂之中，只有青龙、白虎、玄武汤名得到了保存，其余的方名都被更改，不再使用。青龙汤被留下，是因为青龙是水神，所以青龙汤治疗水气病，如小青龙汤治疗心下有水气，大青龙汤治疗风水病。且《淮南子·天文训》：“天神之贵者，莫贵于青龙，或曰天一，或曰太阴。”按所谓天一者，易传所谓“天一生水，地二成之”，所谓太阴者，白虎通所谓“太阴，水也”。《后汉书·律历志》：“日周于天，一寒一暑，四时备成，万物毕改，摄提迁次，青龙移辰，谓之岁。”辰星乃水星，故青龙为水神，故有水气之病多祷诸青龙神，此青龙之意也。玄武也是水神，故而治疗诸水湿在里之病。

那么为何保留白虎汤的称呼？我们不妨看看白虎汤最早出现的条文。白虎汤最早出现在《伤寒论》太阳病下篇，出现白虎汤的前两条即第174条“伤寒八九日，风湿相搏，身体疼烦，不能自转侧，不呕、不渴、脉浮虚而涩者，桂枝附子汤主之”，第175条“风湿相搏，骨节疼烦，掣痛不得屈伸，近之则痛剧，汗出短气，小便不利，恶风不欲去衣，或身微肿者，甘草附子汤主之”。而第176条“伤寒脉浮滑，此以表有热、里有寒，白虎汤主之”中的“表有热，里有寒”，一直以来都被认为是有误的。我们知道仲景的《伤寒论》特色是辨病脉证并治，主要是辨别这些内容，所以仲景书中前后之间是有内在逻辑关系的。我们看到白虎汤的前面两条讲的是风湿病，骨节疼痛，而且这种病一般都伴随着心脏不适，后一条又是讲心率不齐的情况，所以白虎汤条应该也是前后之间很像的。古代历节病也叫作白虎病，而在治疗历节病的时候有一个证候是风湿热痹，后世在此基础上运用宣痹汤治疗风湿热痹，但是有很多人运用白虎汤治疗风湿热痹，其实白虎汤本来是治疗湿热病的，所以也可以治疗风湿热痹。如此，这个条文自然就很好理解了。

白虎汤一直以来都被认为是治疗阳明气分热盛的方剂，但其实恰好相反，白虎汤并不是治疗热盛的方，治疗热盛的方是人参白虎汤。我们知道的白虎汤条文“伤寒脉浮滑，此以表有热、里有寒，白虎汤主之”“伤寒脉浮、发热、无汗，其表不解，不可与白虎汤”“三阳合病，腹满、身重，难以转侧，口不仁、面垢、谵语、遗尿。发汗，则谵语；下之，则额上生汗、手足逆冷；若自汗出者，白虎汤主之”“伤寒脉滑而厥者，里有热，白虎汤主之”。三处皆非白虎汤治疗阳明气分热盛，恰恰相反，有没有大热根本不是用白虎汤的标准，这点陈修园在其书中也指出过。但是我们从《金匮要略》中反而能找到解读白虎汤的钥匙。其实我们在《金匮要略·痉湿暍病脉证并治》篇可以找到一些证据，白虎汤加人参是治疗中暑的。我们知道中暑是因为湿热，外加气虚，所以“脉盛身寒，得之伤寒；脉虚身热，得之伤暑”，后世医家治疗中暑也多用白虎汤，所以白虎汤其实是治疗湿热病的。

如此，“伤寒脉浮滑，此以表有热、里有寒，白虎汤主之”，讲的是风湿热痹形成的白虎历节病，主要原因是湿热。“伤寒脉浮、发热、无汗，其表不解，不可与白虎汤”，因为白虎汤是治疗湿热病的，而湿热一般都在中焦，不在皮表，所以有表证不能用白虎汤。“三阳合病，腹满、身重，难以转侧，口不仁、面垢、谵语、遗尿。发汗，则谵语；下之，则额上生汗、手足逆冷；若自汗出者，白虎汤主之”，在热天中暑的时候经常出现“口不仁、面垢、谵语、遗尿”“汗出不止”的现象，所以这条是治疗中暑的条文。厥阴篇有“伤寒脉滑而厥者，里有热，白虎汤主之”，在中暑的时候经常会出现晕厥，我们习惯的治疗是用藿香正气水，其实只要是中暑都可以用白虎汤。其中《建殊录》中就记载了一则用白虎汤治疗中暑昏迷的医案。

因此，白虎汤所治疗疾病的病机应该是因为脾胃被水湿所困，中焦湿热盛，引起的发热疾病，根本原因是湿热，病位在中焦脾胃，表现出了阳明热象。

白虎汤方解

本方有四味药，首先是石膏，《名医别录》云：“味甘，大寒，无毒。主除时气，头痛，身热，三焦大热，皮肤热，肠胃中鬲热，发汗，止消渴，烦逆，腹胀，暴气喘息，咽热，亦可作浴汤。”张锡纯《医学衷中参西录》记载云：“石膏其性凉而能散，有透表解肌之力，为清阳明胃腑实热之圣药，无论内伤、外感用之皆效，即他脏腑有实热者用之亦效。是以愚用生石膏以治外感实热，轻证亦必至两许；若实热炽盛，又恒重用至四五两，或七八两，或单用，或与他药同用，必煎汤三四茶杯，分四五次徐徐温饮下，热退不必尽剂。如此多煎徐服者，欲以免病家之疑惧，且欲其药力常在上焦、中焦，而寒凉不至下侵致滑泻也。盖石膏生用以治外感实热，断无伤人之理，且放胆用之，亦断无不退热之理。惟热实脉虚者，其人必实热兼有虚热，仿白虎加人参汤之义，以人参佐石膏亦必能退热。盖诸药之退热，以寒胜热也，而石膏之退热，逐热外出也。”石膏之用在于“实热”，故而大实热即可用石膏，其余则应视情况而定。

其次则是知母，知母之用除了除热效果，最重要的是祛湿效果。《神农本草经》记载：“知母，味苦，寒。主消渴热中，除邪气，肢体浮肿，下水，补不足，益气。”《医学衷中参西录》记载云：“味苦，性寒，液浓而滑。其色在黄、白之间，故能入胃以清外感之热，伍以石膏可名白虎（二药再加甘草、粳米和之，名白虎汤，治伤寒温病热入阳明）。入肺以润肺金之燥，而肺为肾之上源，伍以黄柏兼能滋肾（二药少加肉桂为向导，名滋肾丸），治阴虚不能化阳，小便不利。为其寒而多液，故能壮水以制火，治骨蒸劳热，目病肉遮白睛。”《神农本草经》谓“主消渴者，以其滋阴壮水而渴自止也；谓其主肢体浮肿者，以其寒滑能通利水道而肿自消也；是以愚治热实脉数之证，必用知母，若用黄芪补气之方，恐其有热不受者，亦恒辅以知母，惟有液滑能通大便，其人大便不实者忌之”。知母一在于利小便而祛湿，一在于滋阴润燥，故为湿热病之药无疑。

再其次则粳米、甘草，《名医别录》云：“主益气，止烦，止泄。”可知粳米有补气，利小便之用。甘草在《神农本草经》中记载说：“味甘平。主五脏六腑寒热邪气，坚筋骨，长肌肉，倍力，金创，解毒。久服轻身延年。”黄元御解释甘草的作用为：“上行用头，下行用梢，熟用甘温培土而补虚，生用甘凉泻火而消满。凡咽喉疼痛，及一切疮疡热肿，并宜生甘草泻其郁火。”

历来医家对白虎汤的认识都是认为治疗温病，治疗“烦渴热”，其实未必如此。柯琴云：“阳明邪从热化，故不恶寒而恶热，热蒸外越，故热汗出。热烁胃中，故渴欲饮水。邪盛而实，故脉滑。然犹在经，故兼浮也。盖阳明属胃，外主肌肉，虽内外大热而未实，终非苦寒之味所宜也。白虎为西方金神。取以名汤者，秋金得令，而炎暑自解。”从最后一句“秋金得令，而炎暑自解”，可以看出柯琴对于白虎汤的认识还是认为其在于治疗暑湿病。《伤寒明理论》亦曰：“白虎，西方金神也。应秋而归肺，热甚于内者，以寒下之。热甚于外者，以凉解之。其有中外俱热，内不得泄，外不得发者，非此汤则不能解也。夏热秋凉，暑炎之气，得秋而止，秋之令曰处暑，是汤以白虎名之，谓能止热也。”处暑时节是最容易中暑的时候，这个时候气候湿热非常甚，湿热困脾造成水湿运化不灵，出现汗出、口渴等症，都应该是白虎汤的主证。

从以上分析可得出，白虎汤整个方的方意在于：除实热，利小便，滋阴，存津液。白虎汤其实是暑湿病的治疗方，风热湿痹也是暑湿病之中的一种。

第十八讲

三黄泻心汤 泄心火，也是治脾胃

如果有人跟你说，中药的寒热温凉是杜撰的，根本不存在，那么我建议让他在夏日炎炎的时候服用一下三黄泻心汤，分分钟让人领略所谓的中药的寒凉之剂。

大黄黄连泻心汤： 大黄二两　黄连一两　黄芩一两

治疗人体热证经典方

中药的寒热温凉是有现实依据的，如果怕冷，服用大量的桂枝、附子、生姜，人的身体马上就会变暖；如果怕热，那么可以服用黄连、黄芩、大黄、石膏，人体的温度也可以马上降低，这就是中医所谓的中药药性寒热。

三黄泻心汤其实就是一个治疗人体热象明显的经典方剂，一般来说热象的出现都是三阳病中的阳明病，出现时一般会有手足心热、脸部灼热、心烦、口渴等症状；如果是气分之热，一般还有胃口特别大，这个时候就可以考虑使用白虎汤；如果是血分之热，一般还有心下痞、心烦的现象，这个时候就可以使用三黄泻心汤。

《金匮要略》中说“心气不定，吐血，衄血，泻心汤主之”，其实这只是从侧面说了三黄泻心汤治疗的是血分热，而《伤寒论》中的“心下痞，寸口脉浮者，泻心汤主之”，才是真正指明了三黄泻心汤所主之部位和疾病的性质。

三黄泻心汤方解

三黄泻心汤的主要药物组成为黄芩、黄连、大黄，都是苦寒的药物，且各有各的优势，黄芩是去全身三焦之火，特别是胆火和肺火，所以出血的情况都需要用到黄芩；而黄连主要针对的是中焦湿热，因为苦寒可以燥湿，可以清热，黄连兼而有之，所以中焦因为有湿热会出现发高热，非用黄连不可；大黄其实是针对中焦有实热的情况，如果中焦没有实热，使用大黄的时候需要视情况而定。

三者的共同作用则是去相火，除湿热，去实热，而这些火从哪里去呢，主要还是从两便排出，一直吃到大便溏泻，或者小便清长，一般人体的热气就可以排出了。

三黄泻心汤的拓展应用

三黄泻心汤的泄热作用很强，同时“火气即是气”，所以在泄火的同时也是泄气的，如果气虚的患者，还是不要泄得太过。对于现代很多的“富贵病”来说，其实都是因为补得太过，气太旺了，所以“三高”患者如果适当泄一泄，会有意想不到的效果。

对于脑溢血、脑血管硬化、上消化道出血，只要上焦出现了出血现象，而又有热象，就可以用三黄泻心汤治疗。

对于阳明经所过的部位出现潮红、热象明显、牙痛、牙龈肿痛等都可以用三黄泻心汤治疗。

延伸阅读

半夏泻心汤和解之法病案举隅

案例一：

2019年，这年是使用半夏泻心汤的关键年份，因为脾土不及，需要补脾胃，而半夏泻心汤刚好是补脾胃的好方。很多患者其实都可以使用半夏泻心汤，而我在这一年治疗的患者，几乎一半以上都使用半夏泻心汤，还获得了很多惊喜。

2019年9月初，网诊一患者，右侧胁下、肚脐上动，少腹部分有结节堵塞，疼痛，腹部鼓起，便秘，消化不良，痞闷，胃胀，肌肉绷紧感，因多年疾病，身体瘦弱，后遇一老大夫，开方四逆汤、小柴胡汤、血府逐瘀汤治疗，疗效显著，然后自行加减，但是最近自己经常上火，加重黄芩，减干姜用量，但还是很严重。舌苔薄少，舌络有点瘀青，处方：

法半夏9克，黄连10克，黄芩10克，干姜9克，大枣15克，炙甘草15克，白芍30克，牡丹皮15克，红参10克，桃仁10克，茯苓20克。

吃药3天后，诸症状明显减轻，但胃胀仍明显，于是自行加三棱、莪术各6克。继续服用了三周，其后，出现了肚脐周围冷痛，所以才继续找我复诊。不过从舌苔来看，已经恢复薄白苔，舌络消失，还是有腹部冰凉的感觉，眼睛发干，还是有便秘，肛门有灼热感，口臭，口水清稀。根据这些情况，继续开方：

桂枝10克，茯苓15克，白术10克，姜厚朴15克，小茴香15克，砂仁10克，肉苁蓉10克，红参10克，陈皮15克，柴胡3克，炙甘草15克，生姜28克。

服药后，患者寒热错杂的症状得到了明显改观，中焦不通之弊已经打开，所以下一步就是从扶阳的角度加以考虑，使用的是黄元御的桂枝法，从温阳通经方面，长期来看，需要人体阳气得到舒展，才能将便秘等情况改善。

【病案分析一】为什么又阳虚，又上火？

此患者是明显的阳虚又上火，其实就是中焦堵住了，第一步是从上往下降，所以用辛开苦降的半夏泻心汤，在服用一定时间之后，患者的胃口，身体症状都得到了很好的改善，但是里面毕竟有黄连、黄芩等苦寒之药，长期服用对脾胃不妙，所以在后期的治疗上，要温补阳气，通过建立全身的阳气，使其运转正常之后，自然就可以获得意想不到的效果。

【病案分析二】为什么扶阳可以去火？

其实在中医基本理论中，有一个理论一直被人误解，那就是为什么明明是上火，还要用温热的药物，比如肉桂、附子，这些温热的药物用了，难道不会使病情变重吗？

在中医理论中，扶阳不一定就是用温热的药物，有的时候通过打通经络，其实就能达到扶阳的效果，比如我们知道的利尿药物，就可以通阳。桂枝等药物的作用，其实就是打通经络，所以可以用来治疗因为阴寒性的病因导致的结节。

从另外一个角度来说，这是一种以阳化阴的方法，只要阳气够旺盛，就可以将人体的阴寒性的病因消除，可以使人体通体和畅，桂枝法就是这么一种方法。

第十九讲

栀子豉汤 心烦吃什么好？这个方剂少不了

经方药简力专，疗效显著，简单明了，所以成就了经方在江湖中的霸主地位，基本上经方组成都是三五味药，稍微超过的方就会在临床运用上降低使用频次。因此，如果用一个经方不加减往往被视为一个人使用经方达到了较高境界的表现。经方有一味药的，也有两味药的，一般来说一味药的就是甘草，而两味药的就是甘草加一味，但是也有的经方是没有甘草的两味药，比如栀子豉汤。

栀子豉汤：栀子（擘）十四枚　香豉（绵裹）四合

栀子豉汤临床适应证

栀子豉汤是在《伤寒论·太阳病》篇，经过发汗吐下之后，人体出现了热象，还有烦躁，心中懊侬，干什么都不舒服，但是这种“烦躁”又跟大承气汤或者小承气汤的烦躁不一样，因为这种烦躁是虚烦，还会有失眠的症状。

现代临床表明，栀子豉汤是治疗食道癌的有效方剂，说明栀子豉汤的主要作用部位就是胸部，而且必定会出现胸部症状，如胸部满，口渴，还有心烦。这与柴胡汤证有点类似，都是有胸胁苦满的症状。

栀子是一味非常有名的药物，主要作用就是清热利湿，所以一般在出现肺部感染时，如鼻出血、鼻炎可以使用，栀子的作用主要是透热，将一些无明之热透出来，但是这种热与白虎汤、小承气汤等的热是不一样的，白虎汤是因为中焦有湿热，而小承气汤则是因为阳明有实热，这两者是不一样的。

栀子所透之热，主要还是人体的肝气不疏，导致气机不畅之热。所以栀子虽然是治疗肺部疾病的，但自始至终都是从肝的层面下手，正是因为如此，所以栀子可以治疗酒糟鼻。酒糟鼻的形成，主要还是经常性的酗酒，导致肝经湿热，中焦湿热蕴结，上冲则到达于肺，同时蕴结于脾胃，最后表现在鼻准头之中。鼻头其实是脾的外部表现，所以如此。

豆豉是一味非常重要的药物，一般来说豆豉是用来发表的，但是这种发表不比麻黄的发表作用，是比较温和的，是将人体的毒邪清除之后的发表，所以豆豉有一个非常特别的好处，那就是解毒。一般来说，西医学认为，肝脏是解毒的脏腑，所以可以用来解毒的药物，都可以用之改善肝脏的状态。

栀子与豆豉在一起，其实就是将人体的气往外发。气的发表有几个层次，第一个层次是脾胃，如果脾胃虚弱，发表是发不出去的，所以这个时候一般会用健脾胃的药，如黄芪等药物；第二个层次是肝胆，即疏泄的功能，如果肝胆的疏泄出了问题，就会出现气郁，也就是柴胡汤证，有的时候也会用栀子，因为栀子的作用比柴胡还好，柴胡只疏泄，但是栀子既可以疏泄，又可以清热。第三个层次则是在表，如麻黄汤，这种表就是肤表，只需要汗出就可以了。

栀子豉汤第一个作用就是治疗失眠，因为有心中懊憹，就是反复颠倒，特别难以入眠，表现最为明显的就是乙肝病毒携带者，到了后期，因为病人很多都是彻夜难眠，但是他们又表现出来心烦失眠，这个时候使用栀子豉汤，疗效非常好。

另外，很多因为服用热开水，导致咽喉烫伤等引起的心胸不适，失眠，也可以用栀子豉汤治疗。有一些食道炎、气管炎也可以根据情况使用。

栀子豉汤因为具有很好的凉血作用，可以增强肝的疏泄功能，所以很多热性的出血，都可考虑使用，比如子宫出血、鼻出血等。

第二十讲

调胃承气汤 仲景治疗温病第一方

一直以来，大家认为《伤寒论》中虽有温病的治疗方法，但是并没有将这些方法具体化，所以《伤寒论》中的方剂是不能治疗瘟疫的。而事实上是如何呢？

调胃承气汤：大黄（去皮，清酒浸）四两　甘草（炙）二两　芒硝半斤

《伤寒论》方能治哪类温病

后世所谓的温病，其实有很多种，温病最大的特点就是高热，其实也分很多种。

第一种则是我们通常意义上所谓的流行性感冒。流行性感冒有很多类型，有的是以风气为主，此时疏风解毒是最重要的，一般会考虑用桂枝汤；第二种则是以寒气为主，此时可以用的方剂就很多了，比如麻黄汤、葛根汤都可以；第三种则是以火气为主，此种就是后世所谓的温邪上受，首先犯肺的那种；还有一种则是以热气为主，中焦湿热明显，这种很多时候表现出来的就是便秘，或者说发高烧，吴又可所谓的用大黄下之则愈。

《伤寒论》中治疗温病的方剂实际上是很多的，葛根汤是治疗温病的，但是这种温病主要还是因为寒邪太过导致的；麻杏石甘汤也是治疗温病的，这种温病主要还是因为燥气旺

盛；而类似于吴又可所说的温病，其实主要还是以调胃承气汤为主。

调胃承气汤证病位在脾胃

“太阳病未解，脉阴阳俱停，必先振栗，汗出而解，但阳脉微者，先汗出而解，但阴脉微者，下之而解，若欲下之，宜调胃承气汤”。所谓的“脉阴阳俱停”，表达的意思就是阴阳脉一样大小，浮沉迟数也一样，其实是没有病的脉象。

但是为什么没有病的脉象，实际还是有病呢？因为这种病主要在脾胃，脾胃疾病很多时候表现出来的就是脉和缓，浮中沉三部正等，是没有病的感觉。

脾胃病，而且发烧，其实就是一种阳明病，所以此时必定需要用泻下的药物，而调胃承气汤就是一个泻下的专门方剂，只要用了之后，就会出现战汗的现象，这个就是温病病在三焦的一个特点。

调胃承气汤方解

调胃承气汤主要的组成是大黄、芒硝、甘草，大黄是一味泻下药，主要作用还是将人体的浑浊之气清除干净，芒硝与大黄之间相须为用，两者在一起能够加强各自的作用，互相之间是补充作用。

在此同时，调胃承气汤还加入一味甘草，怕就怕在泻下之后人体的水液消耗太多，导致人体津液损耗，所以可以说是很好的搭配。

调胃承气汤的临床应用

调胃承气汤看起来貌似用处不大，事实上，还是有很多地方可以用到的。现代人动不动就上火，如果要很快解决上火的问题，其实就可以用调胃承气汤，服用之后上火马上就会减轻。

有的人因为上火导致了牙龈肿痛，只要调胃承气汤用一用，就会很快解决问题。对于便秘的患者，只要有一些上火的症状，都可以考虑使用调胃承气汤。而且调胃承气汤是在我们不能确定使用小承气汤或者大承气汤的时候，用来治疗疾病，或者减轻疾病的重要方剂。

第二十一讲

抵挡汤 古代治疗狂犬病的典型方剂

狂犬病因为高死亡率，让现代人闻风丧胆，然而很多家庭又喜欢养狗，于是一边爱狗，一边被狗咬，一边被吓得要死，于是狂犬病疫苗就产生了。

抵挡汤：水蛭（熬）三十个　虻虫（熬，去翅足）三十个　桃仁（去皮尖）二十个　大黄（酒浸）三两

中医可以治疗狂犬病

其实，被犬咬伤的事情在古代，也是常见的事情，但是那个年代的书籍从来没有报道过相关的严重事情，但随着西医学的发展，并成为主流医学，狂犬病反而成为致命之疾，让人感觉十分恐怖。

在1984年，《浙江中医》杂志第十期，就有一篇关于“狂犬灵”（即下瘀血汤）治疗45例狂犬病病案的报道，经用下瘀血汤治疗之后，没有一例复发，这个其实很简单就证明了中医药治疗狂犬病是具有非常明显疗效的。

中医治疗狂犬病的主要依据，其实就是中医的辨证论治思维，只要出现了“其人发狂”“腹中拘急”的症状，都可以看成抵挡汤证，或者是下瘀血汤证，有是证用是方，自然就能得到很好的疗效。

什么是抵挡汤证

一般来说，体内有瘀血的患者，都有以下症状：腹部胀满，按压还有抵抗感，颜面、四肢、牙龈、舌都有瘀血痕迹，有的还有肌肤甲错，胃口大开，会经常健忘，一般来说会有脉沉。

抵挡汤治疗的是因为高热导致的瘀血凝结在腹股沟、腹部，中医称作蓄血证，这个证出现了，必定会有小便自利，排除膀胱气化不利的因素后，可以肯定的是瘀血的部位不在膀胱，而在肠胃。

因为瘀血重，大多数人会有精神症状，比如很多人脑部有瘀血，就表现为健忘，明明手上拿着自己想要找的东西，但是就是记不起来；有的则是表现为燥热异常，变得五心烦热；最严重的证，那就是瘀血积聚在腹部，量大，导致精神过激而发狂。

抵挡汤的临床应用

抵挡汤是由具有最强的活血化瘀作用的药物组成的方剂，有水蛭、虻虫、桃仁、大黄。水蛭的活血化瘀作用是最直接的，我们现在知道了，水蛭有一种可以溶解瘀血的水蛭素，对瘀血的溶解作用很大；虻虫也是活血化瘀作用很强的药物，桃仁不仅可以活血化瘀，还可以润燥，通便。大黄的作用是多方位的，可以活血化瘀，可以泻下，还可以利尿，所以整个抵挡汤可以治疗瘀血为病的各种疾病。

抵挡汤可以治疗闭经，对于大多数闭经的患者来说，都有瘀血在内的情况，有的闭经患者还有一定气血亏虚，或者是血枯，所以治疗闭经需要两方面下力，一是补血，一是活血化瘀，抵挡汤治疗闭经，可以在原方基础上加入四物汤。

抵挡汤还可以治疗卵巢囊肿、子宫肌瘤等因为瘀血导致的各种疾病，只要跟瘀血有关，都可以考虑使用抵挡汤。

其实，抵挡汤中有大黄、水蛭，这两味药都有很强的利尿作用，所以对于有一些小便不利兼瘀血的病证，都可以使用。其中，男性的前列腺疾病，就有以上诸多症状，比如小便不利、少腹拘急、记忆力不好，此时用抵挡汤，疗效非常好。

服用活血化瘀的药物之后，瘀血会有一个排除的过程，这个过程中一般由大便或者小便排出，如果是小便排出的话一般是黄色的小便，而如果是大便排出的话就是黑色的大便。

第二十二讲

葛根黄芩黄连汤 痢疾诸方之祖

2017年大寒节气刚来，就有来自全国各地的朋友向我问诊求药，而原因不约而同都是无缘由的呕吐，无明显不适却又有烦热的倾向。

有个案例，一个小女孩偶感风寒，偶尔咳嗽，便吐泻兼作，鼻塞，腹痛，胃口差，舌苔薄白，质红，脸部通红，但未发烧；当时处以小柴胡颗粒两天，吃药后改善不明显。

后来详细询问，小孩不怕冷，但稍微怕热，所以换方葛根黄芩黄连汤：芍药20克，黄芩10克，黄连5克，葛根15克，甘草10克。

吃药一天后，症状基本消失，稍微还有几声咳嗽。为什么会出现呕吐呢？这就是我们要分析的问题，也是解开葛根黄芩黄连汤作用的关键。

葛根黄芩黄连汤：葛根半斤　甘草（炙）二两　黄芩二两　黄连三两

为何吐泻同作？

大家都知道，2017年是一个暖冬，这个冬天因为温度高，北方很多地方都没有下雪，很多人也出现晚上失眠、烦躁等情况。

这就是那段时间的气候，导致人体内肝胆之火较旺，携胃火上逆，火气重，自然就会伤及脾胃，所以这种泻是湿热导致的。湿热在中焦，则出现心烦，下利清水，同时还不怕冷而怕热。如果严格按照中医理论，这是霍乱。霍乱分两种，一种是寒湿导致的上吐下泻，一种是湿热导致的上吐下泻。2017 年冬季的上吐下泻就是湿热困于中焦导致的上吐下泻。

为什么用葛根黄芩黄连汤？

葛根黄芩黄连汤出自《伤寒论》，“太阳病，桂枝证，医反下之，利遂不止。脉促者，表未解也。喘而汗出者，葛根黄连黄芩汤主之”。太阳病相当于现代所谓的感冒，但又不完全是感冒，本来应该稍微发汗而愈的，但是很多人吃了寒凉的不易消化的食物，或者吃了医生开的错误药方，出现了下泻，还出现了热象，也就是“脉促者”，此时还有呼吸道的问题，比如呼吸困难，鼻塞，所以就用葛根黄芩黄连汤。

日本医家和久田氏曰：“此由误治，致热内攻而下利者。泻内攻之热，则下利与喘自治矣，故用芩、连以解胸中之热。促者，来数而时一止之脉也。其促者，由于误治，然犹数者，表未解也。其喘而汗出者，由内攻之热与下且合气逆而发，因喘而汗出也。中间插“而”字，示喘为主之意，故泻胸中之热，与和解其表，则喘自愈而汗随止矣。然以表不解，故用葛根以解表也。按葛根虽无解表之明文，其项背强几几者，乃表证也。考《外台》有以独味葛根治表邪，则亦可知其主治表证，解项背强也，此方有甘草以缓内外之急也。要之，遇项背强，胸中烦悸而有热者，不问其下利及喘而自汗之证之有无，可用此方也。因而可知酒客病、火证、热疮、汤火伤、小儿丹毒等，俱可以此方活用也。”

日本经方家虽然没有深入解答其根本原因，但是也用考证的方法给出了一个比较合理的说法。

没有吃泻药，为何出现泻下？

感冒乃太阳表证，为何在没有吃泻下药的情况下会出现腹泻？这是我们必须搞清楚的。其实太阳表证最容易出现腹泻，这种腹泻主要是因为太阳属于皮表，而阳明与肺相为表里，所以只要肺部受邪，很多情况下会出现阳明证，即腹泻。

所以，《伤寒论》中有“太阳阳明合病，麻黄汤主之”的条文，这条的意义相似，但是刚好是一个相互之间的对比。麻黄汤所治疗的腹泻，其实是因为寒气太甚，不仅伤到了皮表的太阳，还伤及了太阴，所以出现腹泻，很多寒湿重的腹泻，都可以用麻黄汤改善，也就是这个道理。

葛根黄芩黄连汤，首先也是因为病伤及表，但是湿热太重，累及阳明，所以出现腹泻，这种腹泻必定是臭味熏天的。

葛根黄芩黄连汤方解

葛根黄芩黄连汤组成包括葛根、黄芩、黄连、白芍、甘草，如此而已。其中，葛根是升阳的，是解表的，主要针对的就是阳明表证，而出现恶热的情形，所以必定是阳明病，而葛根就是此方的君药。

黄芩、黄连两味药主要的作用，一个是燥湿，将人体阳明经的湿热清除干净，一个是降相火，这样才能彻底将呕吐止住。

用甘草主要的目的有二，一是调和诸药，一是能够护住人体的津液，不致津液丧失太过。

芍药在此的主要目的则是活血，补血，祛湿。一般出现葛根黄芩黄连汤证都或多或少有腹痛，而腹痛的根本原因大多是因为肝阴虚，导致肝胃之间的不和。

整个方，就是针对湿热蕴阻中焦，兼有肝胃不和的情形而设置的，这也是本次治疗疗效显著的原因所在。

第二十三讲

小半夏汤 止呕圣药

中医有一句话，“无痰不作眩”，也就是说体内无痰，就不会出现眩晕的症状，所以一般治疗眩晕都会从痰饮来考虑。那么痰饮是如何使人眩晕的呢？

小半夏汤： 半夏半升 生姜汁一升

痰饮是怎么形成的

痰饮在人体内的形成是需要一个过程的，因为只有体内水液代谢出了问题才会出现痰饮。正常情况下，饮食物进入胃，经过五脏的运化，最后就会变成人体的精微物质布散全身，提供给机体所需的各种营养物质。

但如果脾胃的运化功能失常，就会导致水液不能正常输布，停留在中焦，而水液属阴寒的，一旦停留在中焦，就会阻滞人体气机升降，气机的升降出了问题，就会导致气血出现问题。如气血不能上达于头部，就会出现头晕、眼睛昏花等症状，所以一般头晕及眼花都有脾胃气机转枢不利的病机存在。

有一味中药专门治疗胃部不适导致的呕吐，有呕家圣药之称，这味药就是半夏。半夏是中医最常用的药物之一，也是一味非常有名的毒药，一般来说用得好则治疗各种重大疾病，用得不好就会导致身体的各种不适。

半夏使用不当可引起中毒，表现为口舌咽喉痒痛麻木，声音嘶哑，言语不清，流涎，味觉消失，恶心呕吐，胸闷，腹痛腹泻，严重者可出现喉头痉挛，呼吸困难，四肢麻痹，血压下降，肝肾功能损害等，最后可因呼吸中枢麻痹而死亡。

因为半夏具有一定毒性，所以一般情况下怀孕的妇女是不适合使用的，但是当孕妇的妊娠反应太厉害时，可以少量使用。

半夏的作用，生用主要还是除痰，一个最有名的方剂就是四生丸，专门治疗中风之后出现的语言不清，痰气湿阻。

半夏燥湿之力非常大，所以只要中焦有湿气，导致痰饮，大便不通，或者气机的升降出入有问题，都可以使用半夏，半夏的作用，与其说是除痰，不如说是调节气机。

半夏可以降气，所以一般有呕逆的情况都可以使用半夏。另外，当人体的气机阻滞之后，大便不能下，此时也需要半夏调节气机，治疗便秘。

半夏也可以升气，只要是痰饮之邪导致的中焦不畅，气机该升不升，头晕、目眩等症状，都可以使用半夏。

另外，半夏还是一味补肺气的重要药物，对于很多人来说，肺气不足，表现为气喘、咳嗽，用半夏可以补充肺燥金之气，增强人体气机的出入。

所以，半夏基本上就是一味调节人体气机升降出入的神药，只要没有燥痰，都可以使用半夏。正是因为如此，凡痰饮导致的人体各种症状，比如头晕、气短、晕车，都可以用半夏作为主要药物，或者加入白术，或者加入天麻，可获得良好的疗效。

半夏与生姜的完美结合

小半夏汤就是半夏和另一味止呕圣药——生姜的完美组合，半夏其实毒性并不是很大，只要用量不是太大，然后加入一些生姜，或者干姜就可以起到化解半夏毒性的作用，并可达到很好的治疗效果。

而之所以在小半夏汤之中加入茯苓，一方面是茯苓可以除湿，化痰饮，另外则是茯苓可以生血，安神。含有小半夏汤加茯苓的很多方剂其实都有类似的功能，可治疗晕车等疾病，比如半夏厚朴汤等。

第三章

少阳方串讲

第二十四讲

小柴胡汤 三阳解表方

小柴胡汤是经典名方，除桂枝汤以外，最出名的就是小柴胡汤了。事实上，小柴胡汤的运用频率要远远高于桂枝汤，其中的原因就是小柴胡汤的药物组成要比桂枝汤更加温和，而小柴胡汤所治疗的疾病又多属虚性病症。

小柴胡汤方： 柴胡半斤　黄芩三两　人参三两　甘草三两　半夏（洗）半升　生姜（切）三两　大枣（掰）十三枚

小柴胡汤的出处

《伤寒论》中首先载明“伤寒五六日中风，往来寒热，胸胁苦满，默默不欲饮食，心烦喜呕，或胸中烦而不呕，或渴，或腹中痛，或胁下痞硬，或心下悸，小便不利，或不渴，或咳者，小柴胡汤主之”。

以上为《伤寒论》第96条，但是这一条作为最常被大家提到的条文，基本上界定了小柴胡汤使用的范围。很多人非常狭隘地认为小柴胡汤就是用来治疗少阳病的方剂，而事实上并非如此。小柴胡汤是一个表里虚实统治之方。

小柴胡汤治疗虚人感冒

历来医家对小柴胡汤的认识都是，小柴胡汤为半表半里之剂，主要治疗的是邪入少阳，能够和解少阳。事实上，在太阳病中，也有使用小柴胡汤的契机。小柴胡汤和麻黄汤是一对对比的方剂，所以有时麻黄汤与小柴胡汤之间存在区别，“太阳病，十日以去，脉浮细而嗜卧者，外已解也。胸满胁痛者，与小柴胡汤。脉但浮者，与麻黄汤”。

小柴胡汤是可以用来治疗现代所谓的肺部感染的，只要出现了气郁的现象，即肺部感染，就可以使用小柴胡汤。如果是纯粹的肺部感染，那么往往会表现为全身的疼痛、鼻塞，还有头晕等症状，此时把脉会有浮紧之脉，但是如果人本身存在虚证，则浮紧之脉不容易顿时产生，会出现稍浮之脉，本身又有气虚，此时就是所谓的虚人感冒，经常会用小柴胡汤来治疗。

另外，胸膜炎、风湿性胸肌炎、肋间神经痛等，有以上脉症者都可使用本方。

小柴胡汤治疗往来寒热诸病

使用小柴胡汤有所谓的四症，其实就是所有内伤外感疾病，只要出现了这四种现象，就可以使用。即能适用于肠伤寒、感冒、往来寒热诸病（例如疟疾等）及神经系统、循环系统、呼吸系统、消化系统、泌尿系统的诸多疾患。

这些疾病使用的标准就是《伤寒论》第 96 条中提到的“往来寒热，胸胁苦满，默默不欲饮食，心烦喜呕”，因为使用的范围太广，所以举例说明反而有点举不胜举了，因此就此省略。

小柴胡汤治疗温病

在外感疾病中，有一类疾病就是因为误汗或者误治而导致的温病，有很明显的内热，此时也有用到小柴胡汤的可能。

《伤寒论》认为“服柴胡汤已，渴者，属阳明也，以法治之”。对于此条的认识，很多人认为需要用其他的方药，比如白虎汤，事实上这就可以使用小柴胡汤化裁治疗。日本的汤本求真在遇见这种情况时，就会使用小柴胡汤加减治疗善后，其在注解此条条文时说“本条之意，上二说虽详，然以余之经验，遇此宜用小柴胡加石膏汤，或大柴胡加石膏汤者颇多。后世医派虽常用小柴胡汤与白虎汤合方之柴白汤，不如用小柴胡加石膏汤为简捷也。”

小柴胡汤治疗高热

小柴胡汤最常用的就是在外感疾病的某个时候，因为无法降低体温（实际上就是我们所知道的阳明病）服用之，能够非常快地降温，很多时候也能治愈疾病。

《伤寒论》记载“伤寒四五日，身热，恶风，颈项强，胁下满，手足温而渴者，小柴胡汤主之”。事实上，这个条文就是治疗温病的一种延伸，只是很多人认为这个是治疗胁下满的。

遇见小孩子发高热，只要舌苔是白腻的，或者有点黄苔，用小柴胡汤降温效果非常快，但是如果舌苔几乎没有，而舌质很红，就要慎用了，因为此时人体津液丧失，继续使用小柴胡汤可能会竭肝阴，很有可能引起不适反应，比如出现口渴、眼睛干涩等症状。

对于高烧日久，无从辨证的疾病，也有使用小柴胡汤的时候，“阳明病，发潮热，大便溏，小便自可，胸胁满不去者，与小柴胡汤”“阳明中风，脉弦浮大而短气，腹部满，胁下及心痛，久按之气不通，鼻干不得汗，嗜卧，一身及目悉黄，小便难，有潮热，时时哕，耳前后肿，刺之小瘥，外不解，病过十日，脉续浮者，与小柴胡汤”。

对于不明原因的发热始终不能退，就可以使用小柴胡汤，比如我们经常遇见的肺部感染，由于很多时候发表不彻底，发表之后其实可以退热，但是过几天又会高热，反反复复，在毫无办法之时，使用小柴胡汤或者大柴胡汤就能获得很好的疗效。

小柴胡汤治疗腹痛

有时候小柴胡汤需要与小建中汤相区别，“伤寒，阳脉涩，阴脉弦，法当腹中急痛，先与小建中汤。不瘥者，小柴胡汤主之”。可以说，小柴胡汤是介于麻黄汤治疗伤寒和桂枝汤治疗中风之间的一个方剂，所以对于表证来说，小柴胡汤是常用之方。

在很多情况下，所谓的肝脾不和，也就是出现腹痛的现象，但是腹痛有两种，一种是偏里的，类似于太阴证，一种是偏表的，类似于太阳证，这两者的区别就是前者用小柴胡汤，后者用小建中汤。

虽然如此，汤本求真认为“此条乃少阳病，兼夹里虚之证也。伤寒之脉弦，弦者本为少阳之脉，宜与小柴胡汤，兹但阴脉弦而阳脉涩，此阴阳以浮沉言，脉浮取之则涩而不流利，沉取之则亦弦而不和缓。涩主气血之虚少，弦又主痛，法当腹中急痛，与建中汤者，温中补虚以缓其痛而兼散其邪，先以温补而弦脉不除，痛犹未止者，为不瘥。此为有邪留于少阳经，后与小柴胡汤去黄芩加芍药以和解之。盖腹中痛亦为柴胡证中之一候，余以先补后解，乃仲景之妙法也”。

事实上，有左关脉浮滑者，使用小柴胡汤；没有左关脉浮滑者，使用小建中汤。

小柴胡汤治疗妇科疾病

小柴胡汤可以治疗“见鬼证”。《伤寒论》认真地记载了所谓的“热入血室”“妇人中风，七八日续得寒热，发作有时，经水适断者，此为热入血室，其血必结，故使如疟状，发作有时，小柴胡汤主之”。

这种病症在日常生活中经常遇见，但是西医学只能解释为神经官能症之类。事实上，这种患者并不是热入血室，而是长久以来的疑神疑鬼，然后心情苦闷，而往往会伴随着月经问题，所以很多人认为是热入血室。

对于热入血室的治疗，后世还有一个名方，那就是四物汤加地骨皮、牡丹皮。两个方的作用是一致的，都是从肝胆论治，但是小柴胡汤是从解表而治里的思路出发，而四物汤则是从补虚而驱邪的角度出发。

小柴胡汤治疗癌症

小柴胡汤治疗虚实寒热，表里精粗，可以说是运用非常广泛的，是典型的“万金油”。事实上，很多专家还用小柴胡汤治疗癌症。

笔者曾经用小柴胡汤加减治疗过肝癌，疗效非常好，肝癌能够得到很好的控制，症状减轻，患者生活质量提升。事实上，小柴胡汤治疗的癌症是多种多样的。小柴胡汤中柴胡味苦、辛，微寒，入肝胆经，具有疏肝解郁、升阳举陷、解肌退热之功，可升阳达表，透邪外出，疏泄气机，是为君药；黄芩味苦性寒，入少阳经，长于解肌退热，清泄少阳之热，为臣药；柴胡、黄芩相配，外透内清，和解半表半里之枢机；佐以半夏、生姜和胃降逆止呕，人参、大枣益气健脾，扶助正气以助抗邪；人参常可用党参代之，取其平和之性，亦有补气生津之功。诸药合用和解少阳，疏肝利胆，调畅气机，调和阴阳。

现代药理研究表明，小柴胡汤具有抑制肿瘤细胞增殖、诱导细胞分化和凋亡、提高人体免疫力的作用。

总之，只要把握住了小柴胡汤使用的精髓，不管是什么病，用之则能效如桴鼓。

服用小柴胡汤的反应

服用中药最怕的就是胡乱吃，所以对于服用了医生开的药后出现反应，患者如果不如实反馈的话，会导致治疗前功尽弃，有的还会导致病情加重，所以服用小柴胡汤要明白会出现的各种不适表现。

其中，服用小柴胡汤就有一个很明显的反应，那就是战汗。如《伤寒论》记载“阳明病，胁下硬满，不大便而呕，舌上白苔者，可与小柴胡汤。上焦得通，津液得下，胃气因和，身濈然汗出解也”“凡柴胡汤病证而下之，若柴胡证不罢者，复与柴胡汤，必蒸蒸而振，却发热汗出而解”。

服用小柴胡汤之后，不管是什么疾病，如果是对症的，就会出现战汗。

第二十五讲

大柴胡汤 神奇的退热方

柴胡汤有大小之别，小柴胡汤是治疗少阳、阳明、太阳三阳经病的主方之一，而大柴胡汤则是治疗少阳兼阳明的主方，虽然还有一个柴胡加石膏汤，但是大柴胡汤的设计必不可少，因为大柴胡汤与小柴胡汤是两个不同的思路。

大柴胡汤： 柴胡半斤 黄芩三两 芍药三两 半夏（洗）半升 生姜（切）五两 枳实（炙）四枚 大枣（擘）十二枚 大黄二两

四逆散加减方

小柴胡汤的主要药物除了柴胡，就是人参，主要针对的就是虚弱之人，所以必然有伤寒“七八日”“伤寒十日已去”等定语。大柴胡汤则完全不是这样，必然会有心下微微烦等局部实证。小柴胡汤是在甘草、生姜、大枣基础上加减而来，但是大柴胡汤则是由四逆散加减而来。

四逆散又被后世称为“理气”之方，所以从本质上来说，大柴胡的作用主要是在于通，小柴胡的作用主要在于补，通与补，是两种不同的方向。

四逆散是后世用来治疗各种气滞的主要方剂，比如柴胡舒肝散就是在四逆散的基础上加入了川芎、木香等药物，加强了柴胡的疏肝作用，所以大柴胡汤本质上来说是四逆散的加减。

大柴胡汤主要由四逆散加入大黄、黄芩、半夏、生姜、大枣组成，反而将甘草减去了，可以看出，大柴胡汤主要针对的其实是气滞导致的病症，且这种内热必须用大黄、黄芩这种非常强力的泻火药，才能清除。

大柴胡汤的退热作用

小柴胡汤可以退热，发热者用小柴胡汤效果非常好，所以一般很多高热难退就会用小柴胡汤，且往往效果非常好。但是，有的时候小柴胡汤又不能完全退热，所以适当的时候用一下大柴胡汤，就能获得更好的疗效。

大柴胡退热，可以用来治疗因为肝气上逆导致的各种疾病，如满脸通红的高血压，如脂肪肝、胆囊炎、十二指肠溃疡等有明显热象与便秘者，皆可使用。

大柴胡汤的使用标准是，脉象有力，舌苔黄，口苦，心下烦，脉象上可以有左关脉浮滑数等现象，但是不一定是大便秘，因为很多热性疾病，其实大便还是溏泻的。

大柴胡汤因为有小柴胡汤的存在，一直没有多少存在感，毕竟很多人不会使用大柴胡汤，但是大柴胡汤又是必不可少的经方，灵活运用很关键。

大柴胡汤也是柴胡剂，所以服用柴胡剂之后会出现的“汗出蒸蒸而振”的现象也在所难免，这也是服用柴胡剂之后必然出现的症状。

为什么要用半夏？半夏最好的作用其实就是清理肠胃的水湿之气，小柴胡汤之所以可以清热，半夏发挥着不可或缺的作用，因为热之所以热，是因为有水，如果没有了水分，那么热就势单力薄了。

大柴胡汤之所以具有非常好的退热效果，大黄、黄芩是关键，半夏则是关键的关键，没有半夏燥湿除热，很难达到很完美的效果。

半夏这味药，一直以来被人认为是燥痰的，事实上，半夏最主要的作用就是调理脾胃，燥湿。湿除脾胃自然就调了。因此，很多便秘患者，使用大量的半夏之后，就能很快恢复。而用来治疗脾胃的方剂，很多都是有半夏的，祛痰的二陈汤暂且不说，半夏泻心汤等几个泻心汤，都用上了半夏，六君子汤也用上了半夏。半夏除各种无明之热，其实就在于燥湿作用，湿气去则热无所附，自然热就消除了。

第二十六讲

柴胡桂枝汤 情志疾病的杀手

柴胡桂枝汤： 桂枝（去皮）一两半　黄芩一两半　人参一两半　甘草（炙）一两　半夏（洗）二合半　芍药一两半　大枣（擘）六枚　生姜（切）一两半　柴胡四两

感冒的辨证论治

在治疗感冒的时候，有所谓的伤寒、中风之别，区别的主要点就是是否出现汗出现象，一般来说汗出明显的患者，脉浮缓，发热恶寒，属中风，就可以考虑一下桂枝汤；而对于恶寒发热，浑身酸痛，属伤寒，就可以考虑麻黄汤。

同时，有些感冒其实是气郁导致的，或者因为气虚，所以一时间不可以使用麻黄汤或者桂枝汤，这个时候就可以考虑使用小柴胡汤，因为小柴胡汤是治疗气虚感冒的效用方，所以一直以来都被人所熟知，而且药店有小柴胡颗粒，方便大家购买。

在经过很长时间的实践之后，很多人发现其实在桂枝汤的基础上加入麻黄汤可以治疗一些和伤寒、中风都有类似症状的感冒，而在小柴胡汤的基础上加上桂枝汤，就能治疗比小柴胡汤更为广泛的感冒证型。

柴胡桂枝汤是由柴胡、人参、桂枝、芍药、半夏、黄芩、生姜、甘草、大枣组成的。其中柴胡发挥着君药的作用，而桂枝、芍药的加入，可以增强疏肝的作用，生姜、大枣和甘草是调理脾胃的最佳搭档，人参自然能够发挥异常重要的补气作用，对于很多虚证患者是非常有必要的。半夏的燥湿降逆功效，或者说半夏的通阴阳功效也是不可或缺的。黄芩一味，作为唯一的一味清热药，在调节整个方剂的阴阳上也有很重要的作用。于是柴胡桂枝汤治疗感冒的经验和理论就成立了，并且不断被人们所应用。但是熟知《伤寒论》的人肯定知道，柴胡桂枝汤肯定不是为感冒而设立的，而是因为妇科疾病设立的。因为这个方治疗的是感冒之后，因为很长一段时间没有痊愈，出现了肢节疼痛、心烦喜呕等症状。

柴胡桂枝汤很多时候是治疗妇人因为情志问题，又有外感疾病的情况下，出现了中风的症状，情志症状，所以《伤寒论》的条文中，柴胡桂枝汤是治疗妇科感冒兼情志疾病的方剂。

一般来说，风寒感冒没有明显的麻黄汤证患者，就可以考虑使用柴胡桂枝汤，如果有四肢不温，汗出也不明显，那就可以放心大胆地使用了。另外，对于很多患者只要出现了情志症状，出现左关脉浮滑，用柴胡桂枝汤的疗效是非常好的。

柴胡桂枝汤除了治疗妇科情志疾病，还可以治疗腹痛，比如有的痛经患者，可以通过服用柴胡桂枝汤得到缓解。

只要出现腹痛，还有一些想呕的现象，不管是肠胃引起的腹痛，还是月经引起的腹痛，其实都可以考虑使用柴胡桂枝汤。

由于有柴胡的缘故，柴胡桂枝汤还可以治疗胆囊结石、十二指肠炎等与肝胆有关的疾病。

第二十七讲

柴胡桂枝干姜汤

解压“神”方

柴胡桂枝干姜汤是柴胡汤类方剂家族中的一员，所以在使用的时候经常都是参照柴胡类方剂，但是又有很大的差别。柴胡类方都有一个很特别的症状，那就是会出现一个颈以上汗出，颈以下不汗出的现象。

柴胡桂枝干姜汤：柴胡半斤　桂枝（去皮）三两　干姜三两　栝楼根四两　黄芩三两　牡蛎（熬）二两　甘草（炙）二两

柴胡证

一般来说，小柴胡汤有所谓的柴胡证，但是柴胡证中一般不把“剂颈而还”当作主要症状，但是用柴胡类方剂，很多时候不会出现柴胡汤四症，这个时候出现这个现象也是很有指导意义的。

在柴胡类方剂的前面，一般会有“伤寒四五日”“伤寒十日以外”，由此可以看出，使用柴胡类方剂的主要原因还是因为正邪交争日久，导致了人体的正气虚衰，津液耗散太过，所以在柴胡类方剂中，一般会加入补津液的甘草、生姜、大枣等药物，小柴胡汤还有人参。

柴胡桂枝干姜汤就是很典型的柴胡类方剂，但很少有人注意它。但是在临床上，这个方剂往往是使用频率最高的方剂之一。因为小柴胡汤主要用于外感疾病，用于发热性疾病，有一定的外感倾向。大柴胡汤证一般有心下急痛的症状，所以会加入芍药这种柔肝之品，也会加入枳壳这种理气之药，还有大黄，不加大黄泻热，恐怕就不是大柴胡汤了。而柴胡加龙骨牡蛎汤也是含有一些泻药，含有一些补药，但是柴胡桂枝干姜汤则不一样，只是大队的补药，补药还包括干姜、桂枝这种扶阳之品。

柴胡桂枝干姜汤证之中，一般有只出现头部汗出的现象，还有身体困乏之象，有的时候还会有口渴、口干等现象，其实跟现代的脂肪肝很类似，只要出现了左关脉浮滑，又没有其他特别症状的患者，都可以使用柴胡桂枝干姜汤。

一般来说，出现了头部汗出，口渴的现象，还有经常困乏的糖尿病患者，使用柴胡桂枝干姜汤就有很好的疗效，此时的柴胡桂枝干姜汤虽然是疏肝的药物，但是发挥的却是补气的功能。如果不用柴胡桂枝干姜汤，也可以用补中益气汤，或者用益气聪明汤。

有的患者经常困乏，这种人很有可能是因为长期精神紧张，脉象是弦的，人比较瘦，一直以来都是肝木太过，导致疏泄太过，人体内耗很厉害，这种人需要适当放松心情，就可以使用柴胡桂枝干姜汤，服用汤药之后，人就可以放松，很多事情就可以放下来，缓一缓。

脂肪肝患者，一般来说会有口苦，口干，失眠，浑身没劲，此时也可以考虑使用柴胡桂枝干姜汤。

柴胡桂枝干姜汤治疗的不是外感病，但是有的时候又可以治疗外感疾病，这种外感疾病一般是外感日久导致气虚津亏的状态。

柴胡桂枝干姜汤还用于治疗内伤疾病，这种内伤疾病一般是长期紧张所致的肝胆疾患，或者是体内火气不足的阳虚证。

柴胡桂枝干姜汤是与补中益气汤类似的方剂，但是补中益气汤的使用范围没有柴胡桂枝干姜汤广泛，柴胡桂枝干姜汤泻药较少，适应证有明显的阳虚、阳郁现象。

柴胡桂枝干姜汤是治疗虚劳疾病的方剂，虽然以前有医家认为虚劳不用柴胡，但是柴胡桂枝干姜汤治疗虚劳确实有很好的疗效。所谓的虚劳有很多，比如因为肺结核导致的气虚，浑身无力，因为疾病日久导致的不耐厚味，滋阴也不行，扶阳也不行，这个时候就可以考虑使用柴胡桂枝干姜汤。

柴胡桂枝干姜汤方解

柴胡桂枝干姜汤，主要组成是柴胡、桂枝、干姜，柴胡主要针对的是肝胆的疏泄，针对的是患病日久邪气积累在体内，桂枝则是针对疾病日久，经脉不通畅，患者有气上冲的嫌疑。而干姜其实主要针对的就是大便的溏泻，后世将之解释为脾阳虚，这也不无道理。

其次才是黄芩、牡蛎、甘草、天花粉（栝楼根），其中黄芩是用来跟柴胡配对的，柴胡与黄芩配对之后，就能充分发挥他们的清热作用，可以清除体内的垃圾，代谢产物。牡蛎味咸，可以软坚，可以镇静安神，还有一个非常重要的作用，那就是促进人体体液的循环。甘草则是协调药，可以作为药物之间的协调者，用保持水土植被的方式，让人体的体液封存在体内。天花粉，作为为数不多的专门针对伤津的对症治疗药物，其实还有一个很大的作用，那就是消除体内的结节，对于体内不通的患者，可以考虑使用，在肝囊肿等疾病中，可以经常使用之。

第二十八讲

柴苓汤 除三焦湿热之要药

小柴胡汤是用来治疗各种三焦疾病，或者足少阳胆经问题的常用方剂，但是有的时候小柴胡汤的使用并不一定能够达到理想的效果。我们知道，小柴胡汤主要针对的是三阳病，不管是太阳经的感冒，还是阳明经的热证，或者是少阳经的往来寒热，都可以考虑使用小柴胡汤。

柴苓汤： 柴胡一钱六分　半夏（汤泡七次）七分　黄芩、人参、甘草各六分　白术、猪苓、茯苓各七分半　泽泻一钱二分半　桂五分

治疗三焦湿热

其实湿热之气在中焦，很多时候会影响到下焦，就会出现小便不利，腰酸背痛，但是此时又不能纯粹地利尿除湿，二便除与肾、膀胱有关，还与肝有关。

所以，在治疗湿气病时，就会有一个非常有名的组合——柴苓汤。它由除中上二焦湿气的小柴胡汤和除下焦湿气的五苓散组成，专门针对因为湿热之邪，或者以湿为主导致的身体不适。

五苓散使用的契机，一般是中下二焦湿气重，必定导致膀胱气化失司，小便不利，严重时会有心烦、皮肤问题等，但是五苓散主要针对的是下焦湿气，如果是上中下三焦皆有湿气，此时就不好使用了。

《丹溪心法》对此方的解释非常到位，“分利阴阳，和解表里。主伤寒、温热病、伤暑、疟疾、痢疾等，邪在半表半里，症见发热，或寒热往来，或泻泄，小便不利者，以及小儿麻疹、痘疮、疝气见有上述症状者”，可以说柴苓汤是两个方组成的，所以治疗上一般也可以两方之证兼治之。

比如说，因为湿热导致的发热，可以发挥小柴胡汤的解热作用，还能发挥五苓散的利湿作用，所以有一些温病高烧可以考虑使用柴苓汤。

除此之外，还有一些肠胃疾病，比如痢疾，出现了腹痛，腹泻，只要是湿热导致的，都可以用柴苓汤作为主要的对症之方。

到了夏天，出现了酷暑天气，很多人因为脾胃健运不佳，或者水湿之气太重，很容易中暑，所以此时用柴苓散就可以很好地缓解暑气，预防中暑。

另外，一般来说腹痛有两种情况，一种是因为小肠下垂导致的，一种是因为肝脾不和导致的，小柴胡汤可以缓解肝脾不和，而五苓散则可以缓解小肠下垂，所以这个方治疗疝气也能获得非常良好的效果。

小柴胡治疗的是中上二焦的问题，而五苓散治疗的是中下二焦的问题，所以处于不上不下的问题也可以用这个方来治疗，温病学派其实就是按照这个方化裁出来的达原饮以治疗邪在膜原的。后世在这个方的基础上，加入三棱、莪术、山楂、黄连等药，治疗因为腹膜炎导致的结核，疗效也非常显著。

第四章 太阴方串讲

第二十九讲

小建中汤 建中不与理中同，双补脾肾得天厚

一直以来很多家长都担心自己的孩子体质不好，事实上，很多孩子因为种种原因也确实有体质不好的问题，所以有不少朋友会选择用中药来加强孩子的体质。而小孩子的体质说到底还是以先天的因素为主，所以需要考虑最多的就是肾气足不足。

小建中汤：桂枝（去皮）三两　甘草（炙）三两　大枣（擘）十二枚　芍药六两　生姜（切）三两　胶饴一升

补肾的三种思路

一说到肾，大多数人可能就会想到补肾，也就是说，对于那些身体素质不好的小孩，可以用补肾的方法来改善体质。但是补肾有很多不好的后果，比如会导致性早熟等，所以又有人比较纠结。

其实，在补肾的时候最好的方法就是同时补脾胃，即先后天同时补，这样的话就可以达到最好的效果。此时，就有两种思路，比如我们知道的六味地黄丸是补肾的，但是补肾阴之后就会出现胃口不好的问题。另外，如果从脾胃入手，那就是我们所熟知的补中益气丸，或者四君子汤的思路，这个时候很难起到想要的效果。所以这个时候就必须有其他的思路。

《伤寒论》中就有另外一个思路，那就是小建中汤。小建中汤与理中汤不一样，理中汤是本来胃气就还比较旺盛，只是因为一时的气机逆乱，所以需要稍微梳理一下，但是小建中汤，其实是长期的虚劳之后，从下焦开始都是虚的，所以小建中汤的作用是从无到有的建设。

小建中汤方解

小建中汤的组成主要还是用桂枝汤加上芍药，然后加入饴糖。桂枝汤主要作用就是降冲逆，将浮越之气往下收，然后加入大量的白芍，白芍有很好的柔肝作用，能够帮助人体肌肉放松，其实就是打通肝胆疏泄功能中往下走的通道。而饴糖一方面可以疏肝，也可以增强脾胃的运化功能，所以小建中汤其实主要作用是降气，能够将脾肾兼顾到，从而达到建立中焦物质基础的目的。

小建中汤的临床应用

小建中汤治疗的疾病，一般都会有脉弦。脉弦其实是人体的津液被掏空了的表现，所以弦脉一般来说是虚象，同时还存在腹痛现象。正是因为小建中汤作用的部位主要就是腹部，所以可以调和腹部，对于补肾，健脾胃都能做到兼顾。小孩子最大的问题就是脾胃问题，如果用小建中汤作为改善体质的方，不仅可以补肾，加强小孩子成长的步伐，还能调节脾胃，改掉小孩子挑食的毛病。

小建中汤的治疗主要还是以腹痛作为基本指针，所以很多有腹痛症状的疾病都可以用小建中汤治疗，如痛经。

小建中汤中有两味药对人体的肝胆很有益，一味是饴糖，因为饴糖主要是麦芽发酵而来的，麦芽是具有非常强的护肝作用的药物，张锡纯喜欢以小麦苗的水治疗肝炎，而且疗效非常好。对于大多数乙肝患者来说，其实腹直肌都是比较紧的，所以需要用疏肝的药物，特别是芍药、茵陈一类药物来放松，放松之后，肠胃就可以正常蠕动，能够发挥其作用。

所以小建中汤有时跟柴胡汤是一块使用的。伤寒，阳脉涩，阴脉弦，法当腹中急痛，先用小柴胡汤，后用小建中汤，以此来看，小建中汤其实跟柴胡汤也是有类似之处的。

《金匮要略》中说，“妇人腹中痛，小建中汤主之”，其实就是小建中汤治疗痛经的条文，对于很多痛经的患者，其实可以在经期使用小柴胡汤，也可以使用小建中汤，疗效都是非常好的。小建中汤因为药味少，药性比较平和，所以可以长期服用，对于痛经患者来说，因为痛经的出现其实是体质问题，所以可以长期服用，改善体质，自然就能治疗腹痛了。

小建中汤治疗的是中下焦的疾病，所以很多时候虚劳患者，尤其是长期劳力劳心的患者，也可以用滋补的药物治疗，十全大补汤是治疗虚劳的代表，但是还是从小建中汤化裁而来的。

小建中汤作用是酸收的，而且具有滋补脾肾的功能，所以对于很多小孩子因为肾虚、脾胃虚导致的夜尿，可以用小建中汤治疗，但是始终要把握一个特点，那就是小建中汤的治疗对象必定是长期的虚证，必定会有腹部不舒服。

第三十讲

温经汤 妇科治疗集大成者

妇科疾病千万条，虚寒第一条，治病不得法，疾病很难疗。张仲景将妇科疾病归纳为虚寒积冷，可谓是要言不烦，但是其中精髓不被理解，所以有了后世的各种妇科流派。

温经汤：吴茱萸三两　当归二两　芎穷二两　芍药二两　人参二两　桂枝二两　阿胶二两　生姜二两　牡丹皮（去心）二两　甘草二两　半夏半斤　麦门冬（去心）一升

妇科良方

妇科流派之多，可以说是中医学史上除了内科杂病之外的第二大流派群。尽管这么多的学术流派，但是其根本都离不开《金匮要略》的妇人三篇，甚至很多妇科名家，虽然发明了很多方剂，但是还不如张仲景的方剂好用。

笔者治疗妇科疾病时，大多数用经方及桂枝法，经方主要就是温经汤、桂枝茯苓丸、胶艾汤等方剂，桂枝法其实就是桂枝茯苓丸加减化裁得出的方剂，参之以黄元御、傅青主的思路，疗效很好。

在早期的临床中，最喜欢使用温经汤，疗效非常好，主要原因还是当时可能自己气场偏向于阳虚，我治疗的患者阳虚者占了不少。但是后来发现，温经汤失效的概率越来越高，特别是都市人，纯粹用温经汤的越来越少。

温经汤的使用指征

温经汤的使用,《金匮要略》明确指出的是“妇人年五十所”，也就是更年期的疾病，教科书中认为，温经汤主要治疗的是虚寒性妇科疾病，但是根据温经汤治疗的诸多病症，虚寒是一方面，瘀滞是另一方面，所以温经汤使用的指征必定有四肢寒凉、唇干口燥，在虚寒的同时还有可能有阴虚的现象。

不过，一定要区别是阴虚还是血瘀，阴虚有的时候跟体内有瘀血的症状很类似，都有手足心发热、心烦等现象，但是阴虚通常表现为胃口大，但是有瘀血则未必会有胃口大，通常会有体内的膨胀感。

所以，温经汤使用的另外一个指标就是体内有瘀血，有膨胀感，腹部有膨胀感。

温经汤方解

温经汤主要由吴茱萸、桂枝、当归、白芍、川芎、麦门冬、人参、丹皮、半夏、甘草、干姜、阿胶等组成，寒热皆有，扶阳滋阴两不误，理气活血兼而有之，方大而全，用广而效洪。

妇科疾病不管是从伤寒六经的角度，还是从经络的角度，都是非常明显的三阴经疾患，从伤寒六经角度看，虚寒性妇科疾病的性质决定了其三阴经的病性病位。从六经的角度看，肝脾肾疾患是温经汤主要的治疗方向。吴茱萸是一味非常重要的药物，在温经汤治疗的疾病中，要重点解决厥阴经的问题。

厥阴证是阴阳不相顺接导致的，所以吴茱萸除了温肝，还有理气的效果，吴茱萸加上川芎就可以很好地将气滞这种导致妇科疾病的重要病因解决。同时，吴茱萸性热，所以对于体内虚寒的疾病，吴茱萸下肚，冰块很快就瓦解了。

除了吴茱萸，还有桂枝、干姜，这两味药可以加大温经除寒的效果，人体本来寒气重，经过这两味药的加持，自然能够使阳气恢复。

当归、白芍、川芎其实是非常好的补血药，补血又不滋腻，这是很关键的。因为人到了50岁，很多人脾胃运化功能不行了，温经汤之所以针对的是瘀血而不是阴虚，就是因为其运化功能不行，所以不能加熟地，反而要使用人参、阿胶这种补虚的药物。

除此之外，正是因为害怕滋腻，所以用了半夏这种除湿能力很强，甚至还有理气效果的燥性药物。麦门冬作为一个滋阴药，还具备通心脉功能，和甘草一起，造就了温经汤的不朽神话。

温经汤的临床应用

在使用温经汤的时候，经常会有一些加减，比如笔者最喜欢的是加入茯苓，或者加入鹿角胶，这样就可以很好地提升经方的治疗效果。

温经汤可以治疗很多疾病，比如因为虚寒导致的月经错后，效果非常好，一般服用14天左右就能痊愈，当然也是要视情况而定的。有的情况也并不能达到疗效，比如有明显的肝气郁滞的患者，使用温经汤是疗效不显著的。还有的患者，因为胃部不适，不是在腹部胀，而是胃脘部胀，即使服用20天也很难获得疗效。

温经汤可以治疗因为虚寒导致的闭经、月经失调、不孕，长期服用肯定能够见效。

温经汤可以治疗痛经。一般痛经患者可以分三类，一类是虚寒性的，一类是肝气瘀滞性的，一类是阴虚性的。温经汤对于虚寒性痛经，加入一点茵陈蒿，疗效非常好。几乎所有痛经，都有体质上的肝经问题，这是笔者观察到的普遍现象。

温经汤可以治疗失眠。失眠分很多种，但是体内虚寒又有虚烦，出现了温经汤使用的症状者，使用温经汤能够获得良好疗效，经常让人感到意外。

温经汤治疗偏头痛，很多偏头痛的患者其实就是体内虚寒，只需要将虚寒之体质稍微改善一下，就可以得到治愈。

温经汤的使用，当然不仅仅如上所列，陈修园说不管阴阳虚实寒热，只要是妇科疾病，都可以酌情考虑使用，正是道出了温经汤的心声，怎么使用就全靠运用之妙，存乎一心了。

第三十一讲

半夏厚朴汤 妇女之友

刚学会使用经方的时候，用过几次经方，疗效非常好，所以树立起了自己对中医治疗各种疾病的自信，当时有一个业内闻明的方子，叫半夏厚朴汤，基本上中医人都知道。记得我在华西医科大旁听一节中医课程，当时的老师是教中医基础理论的，就在课堂上炫了一把用半夏厚朴汤治疗梅核气的经验。

半夏厚朴汤：半夏一升　厚朴三两　茯苓四两　生姜五两　干苏叶二两

治疗梅核气病案解读

在临床上，大多数的情形其实也是这样的，妇女的梅核气，咽喉有痰，咳不出来，咽不下去，让人很难受。这种情况大多数发生在心思细腻的妇女同志身上，也有一些男性朋友会有这种疾病。

对于很多梅核气患者，其实都有一个特点，那就是夫妻感情不好，脉象上必定有右寸脉浮滑之象，而肺为夫妻脉。

梅核气除了咽喉有痰，还有其他的症状，比如胸闷、心悸，有的甚至还有便秘。但是，不管如何，有痰是最重要的症状。第一次用半夏厚朴汤治疗梅核气无效，是在一个心理学教授身上使用，服用七天无效，个人觉得原因应该是心理学教授的心理问题比较严重。

前段时间，一个网友梅核气一直没好，以前服用过逍遥丸，吃过半夏厚朴汤后就缓解了。该病人有水湿之气浮在舌苔面上，以前也服用过附子，据说出现了心脏快速跳动和休克现象。小便较多，听某位民间医生的建议，服用了桂附地黄丸、附子理中丸之后觉得有点燥热，当温病治疗，又会小便清长。

当时根据情况，笔者开了一个方：桂枝 10 克，茯苓 15 克，炒白术 15 克，木蝴蝶 20 克，紫苏叶 6 克，蜜紫菀 10 克，牡丹皮 10 克，陈皮 10 克，炙甘草 5 克。5 剂。

服用五天之后，患者症状得到了明显的改善，但是出现了新的问题，以前月经来的时候不会有痛经，但是这次吃药之后有了痛经。自己开方其实也没有多少思路，只是觉得这样开方对路。

按照桂枝法继续处方，症状改善很多，但是出现了左关脉浮大，痛经现象，舌苔变得薄白了，舌质颜色更浅了。原来的舌苔是有一层浮光在上面，这次的舌苔没有了浮光，所以开了另外一个方，那就是柴胡桂枝汤，方由柴胡汤和桂枝汤合化而来，主要还是治疗妇女的情志疾病。

吃药三天之后，突然出现了咳嗽，眉心热，牙龈疼痛，在难过了大半天之后，恢复正常。

其实，这是一个很常见的疾病治疗过程。半夏厚朴汤主要由半夏、茯苓、苏叶、生姜、厚朴组成，其实是治疗太阴病的主方，这个方和半夏厚朴生姜人参甘草汤类似，针对的是太阴病。但是患者其实有表证，因为舌苔有浮光，又有里证，所以用桂枝法为基础进行加减。

妇科疾病绝大多数都有瘀血在，如果不活血化瘀，专门靠调节气的运转，是很难调过来的。所以在半夏厚朴汤方中又加了陈皮、牡丹皮。服药之后，出现了标准的少阳证，即腹痛、左关脉浮滑。

在服用柴胡桂枝汤之后，出现了阳明经的火热太过的问题，所以下一步很有可能是麻杏石甘汤等燥热很深的问题，也有可能是小承气汤证的腹实证，更有可能是太阳阳明合病之葛根汤证。具体如何，且听下文分解！

第三十二讲

胶艾汤 妇科止血立效方

胶艾汤出自《金匮要略》，主要治疗的就是妇科下血，而这种下血是以虚为主的下血，通常意义上，我们把这种零星的下血状态叫漏下，漏下对于妇女来说，一时半会看不到明显的危害，但是日久就容易形成骨枯等症。

胶艾汤：川芎二两　阿胶二两　甘草二两　艾叶三两　当归三两　芍药四两　干地黄四两

胶艾汤与四物汤

胶艾汤之所以出名，并不是因为其作为经方治疗出血出名，而是因为后世的妇科名方四物汤而出名的，其实四物汤就是胶艾汤的缩写版。

四物汤是由熟地、当归、白芍、川芎组成，而胶艾汤则是由阿胶、艾叶、四物汤、甘草组成的，大家都知道他们的差别只是三味药，但是如果我们了解熟地与干地黄的区别，就会发现他们两个其实差别并不大。

熟地黄需要经过九蒸九晒而成，在其中还会加入砂仁、陈皮等佐料，事实上，四物汤就等于除四味主药，还加了砂仁、陈皮、黄酒；而胶艾汤之所以要用阿胶、艾叶，就是考虑到四物汤之滋腻，需要一些疏通温阳之品，而甘草的加入就类似于九蒸九晒对地黄的调和作用。

所以，从某种意义上来说，四物汤其实就是胶艾汤，两者虽然在外表上是不一样的，但是骨子里的精髓是一致的。

胶艾汤方解

艾叶是纯阳之药，所以可以通行十二经络，能够温中解郁，是很多妇科疾病，特别是妇科带下疾病的必用药之一。所以我们用艾草行灸疗，能够获得很好的温通疗效。

纯阳之性，能回垂绝之元阳。通十二经，走三阴（太阴、少阴、厥阴），理气血，逐寒湿，暖子宫，止诸血，温中开郁，调经安胎。

胶艾汤之中，艾草是扶阳的，而阿胶作为至阴之物，是滋阴非常之药，两者配合在一起，就能发挥非常好的疗效。因为胶艾汤治疗的主要是虚寒性的出血，所以不管是阴道出血，还是小便尿血，或是肛门出血等症，只要是下焦虚寒，就可以用之。

胶艾汤的临床应用

一般来说，下焦虚寒，会出现几个症状，一个是左腹股沟疼痛，或者腹直肌痉挛，一个是腹部疼痛，腹部不温，而四肢有的时候反而表现出比较热，有阴虚的感觉，其实是虚性亢奋。

在《金匮要略》中，将胶艾汤的主治范围规定在，妇人漏下，也就是月经点滴不尽，甚至一个月都在来月经；还有就是妇女堕胎之后，因为子宫受伤，出现了月经点滴不尽，虚寒之证；第三则是怀孕的时候出现了出血症状，第四个则是所谓的胞阻，也就是怀孕之时出现腹痛，但是这种腹痛未必有出血的症状。

另外，这个方还可以治疗痔疮因为长时间未愈，出现的出血不止，此时就需要用胶艾汤加以治疗。

第三十三讲

桂枝茯苓丸 妇科方剂之祖

妇科方剂在经方中，最被人看重的是胶艾汤或者温经汤，但是这些方其实并不一定具有很强的代表意义，因为这两个方的使用并不一定具有非常宽泛的适用性，胶艾汤后来被发展成为了四物汤，主要治疗的是血虚引起的各种疾病，但是对于有瘀血的患者就不很适用了。

桂枝茯苓丸：桂枝、茯苓、牡丹（去心）、桃仁（去皮尖，熬）、芍药各等分

从桂枝茯苓丸到温经汤

温经汤一直以来都用于治疗各种因为寒气重导致的妇科疾病，但是因为本身就十多味药，所以加减变化的路数较少，加入的药物少了，改变不了药力的方向，加入的药味多了，就不是原来的方了。

而且，温经汤实际上可以看成是桂枝茯苓丸加减变化而来的，桂枝茯苓丸可治疗因为血瘀导致的各种妇科疾病，包括现代最多见的子宫肌瘤等问题，而《金匮要略》用桂枝茯苓丸其实主要还是用来止血，由于血瘀导致的出血，以桂枝茯苓丸治之，疗效都非常显著。

桂枝茯苓丸方解

桂枝茯苓丸属于苓桂剂，但是又与苓桂术甘汤、苓桂枣甘汤不一样，其他的苓桂剂都是用来治疗水饮的，而这个桂枝茯苓丸虽然名字是“桂枝茯苓”，却不是治疗水饮的，而是治疗瘀血的，这就涉及如何看待血瘀这种病理产物的形成过程了。

桂枝茯苓丸由桂枝、茯苓、白芍、丹皮、桃仁组成，明白人一看就知道，是活血化瘀的药物为主，但是命名却用了桂枝与茯苓，所以这是一个很特殊的方剂组成。

人体的血液，是经过心脏生成，脾脏的统摄，还有肝脏的贮藏，在这个过程中，如何发挥心生血的功能是至关重要的，桂枝与茯苓，就是重点作用在心脏的生血功能上，茯苓与桂枝可以将人体的体液转化为可以运用的血液，从而推动体内血液的更新换代。

而芍药、丹皮、桃仁则主要是在推动原来的瘀血上下功夫，这样两者之间形成了联动效果，所以活血化瘀的效果非常好，只要有血瘀症状，用桂枝茯苓丸就可以得到很好的疗效。

如何提升桂枝茯苓丸的疗效

必须注意的一个要点是，对于很多病人来说虚证是最主要的病机，但桂枝茯苓丸其实很多情形下是达不到治疗效果的，特别是在肾虚非常明显的情况下，所以很多人子宫肌瘤，服用桂枝茯苓丸之后，发现效果不显著，甚至很多是没有效果，为何？

肾气的强旺与否是非常重要的。因为肾气是人体气化的根本，如果气化能力不强，那么桂枝茯苓丸温化水饮的功能就差了，这样转化为血液的能力就不足，没有新鲜血液的形成，血瘀的症状也得不到改善。

所以在治疗水饮时，经方有两种办法，一种是从中上二焦的路子治疗，比如桂枝茯苓白术甘草汤，还有一个就是用肾气丸。所以，基于这么一个认识，在治疗妇科疾病的时候，一般都会在桂枝茯苓丸的基础上加入补肾之药，只有这样才能提升桂枝茯苓丸的疗效。

桂枝茯苓丸，最好跟五子衍宗丸相互配合，这样就能发挥很好的效果，因为五子衍宗丸的滋补效果是非常明显的，而桂枝茯苓丸的治疗效果则主要在疏通，滋补与疏通之间可以非常完美的配合，如此就可以避免因为某一个作用太强导致的不适。

以桂枝茯苓丸作为基础加减一些药物，即可作为治疗妇科疾病的根本方剂，比如黄元御就是这么做的，运用这些思路治疗妇科疾病，真的可以手到擒来，疗效非常显著。

第三十四讲

理中丸 拯救霍乱的经方

前段时间，成都某中学发生了因为用变质食物作为学生食材引起食物中毒的事件，引起了社会的广泛关注。这种食物中毒就是中医所谓的“霍乱”。

理中丸：人参、甘草(炙)、白术、干姜各三两

何为霍乱

中医所谓的霍乱与现代所谓的由于“霍乱弧菌”引起的霍乱是两回事，也是一回事。

西医学的霍乱是以病原学作为基础的，凡是由霍乱弧菌导致的疾病就叫作霍乱，就好比由于“伤寒杆菌”导致的疾病就叫作伤寒一样。但是，按照中医的分类，伤寒并不仅仅是因为伤寒杆菌引起的疾病，伤寒杆菌引起的疾病很有可能只是小柴胡汤一类的方证而已。中医所谓的霍乱不仅包含霍乱弧菌引起的霍乱，还有因为肠胃不适引起的系列疾病。

问曰：病有霍乱者何?

答曰：呕吐而利，名曰霍乱。

问曰：病发热，头痛，身疼，恶寒，吐利者，此属何病?

答曰：此名霍乱。自吐下，又利止，复，更发热也。

中医对霍乱的定义，简单明了，只要出现了呕吐又腹泻，那么就叫霍乱，而治疗霍乱的方法很简单，只需要两个方就解决了，一个是理中丸，一个是五苓散。

“霍乱，头痛，发热，身疼痛，热多，欲饮水者，五苓散主之；寒多，不用水者，理中丸主之。”

就这么简单粗暴！只要是霍乱，上吐下泻，分辨一下阴阳即可。所谓的阴阳，就是根据寒热判断，如果是寒气重，比如腹痛比较严重，还喜欢喝开水，那么就可以考虑理中丸；如果发热多，又特别喜欢喝水，这种水一般是常温的，或者凉开水，此时则重点考虑五苓散。

理中丸方解

理中丸，其实是由甘草干姜汤而来。甘草干姜汤是专门针对人体津液丧失太过而寒气较重的方剂，比甘草汤的作用更为明显，在此基础上，加上一味红参，作为补胃气，安神，定惊悸的要药，如果没有人参的加入，人体的津液、精神恢复会比较慢，而人参的加入，使得整个方子犹如神助，人参的生气功能是一种无中生有式的补气，而白术、茯苓等的补气作用，则是慢慢而来，需要健脾，然后再运化而来。

白术的加入，其实就是为了将一些水液排出去，这样安排，补泄都有，补为主，泄为辅，如此则非常完美。

大家都知道，甘草可以止吐，特别是很多人吃药吃不进去，甚至呕吐，如果煮一碗甘草水，喝下去，一般就能解除这种呕吐不止的症状。但是，白术一样有非常强的健脾胃作用，也可以止吐，这种止吐有长久的疗效；人参也可以止吐，人参的止吐主要是用于因为胃气弱形成的呕吐，所以整个方之中，甘草、白术、人参都可以止吐，唯一一个用来止泻的作用最强的干姜，也具有很强的止吐作用。

所以理中丸是非常理想的止吐止泻的经方，用这个方来健脾胃，治疗霍乱自然能够达到很好的疗效。

理中丸加减应用

理中丸，理中者，理中焦。中焦是上下二焦的枢纽，所以很多时候，理中焦的同时也可以治疗上焦、下焦的疾病。上焦的寒湿太重，导致口腔溃疡等症，下焦的寒湿太重，会有腹泻、便溏、手脚冰凉等症，皆可以适当考虑理中丸。

后世的名方四君子汤，其实就是在理中丸的基础上，加入了茯苓，而把干姜去了，主要原因是，干姜的加入，使得整个方剂变成了温性的，只能守，不能走，所以对于大多数人来说，只要稍微吃一点，很有可能会出现便秘、上火的现象。茯苓换下来干姜。其实就是将守门之干姜换成了一个淡渗的茯苓，整个方就温和多了，不管什么人，只要体虚，都可以服用四君子汤。

如果只是在理中丸的基础上稍微加一点小动作，就可以改善整个方的格局，比如加入半夏，整个方就会变得更加活泼，特别是其除湿的功能，将提升一个段位。

在理中丸中如果加入一些滋润的药物，就会把整个方的立意改变。因为理中丸本来就是理中焦的，如果加入上焦的药物，整个方的走向就出了问题，如果加入重镇的药物，走向也会出现问题。

不过，为了扩大理中丸的适用性，可以加入陈皮，或者柴胡，陈皮的量可以大一些，柴胡的量不可大，只需要几克就行。因为吃理中丸最怕的就是便秘气滞，而加入少量的柴胡，就可以改善这个状态，如果是加入陈皮，自然也可以改善这种性质。

第三十五讲

五苓散 水液代谢总协调

一直以来，解读《伤寒论》的人都在说五苓散是解表之剂，其实是一个天大的误会，说五苓散是解表剂的人主要依据就是“脉浮者”，只要出现浮脉，就是表证，因此就有了这个误解。

五苓散：猪苓（去皮）十八铢　泽泻一两六铢半　茯苓十八铢　桂（去皮）半两　白术十八铢

五苓散是治疗表证还是里证

脉法说“一份浮脉一份表”。事实上，浮脉并不一定代表着邪在表，也有可能在里。如果将肺认为是表，那么浮脉只有在寸脉浮和整体脉浮的条件下，才是表证。如果是局部脉浮，那就不是表证，很有可能是里证。

比如关脉浮，其实就是邪在胃或者在胆腑，左关脉浮为肝胆之病，右关脉浮为脾胃之病，需要区别对待。

“若脉浮，小便不利，微热消渴者，与五苓散主之。”

五苓散所治疗的脉浮，既不是在表之浮，也不是在中焦之浮，而是尺脉之浮，所以以此来断定五苓散治疗表证，是有失稳妥的。

五苓散证一般有口渴，但是这种口渴是有特点的，一般还会有小便不利等情形，舌苔有时表现得比较厚腻，大便也比较溏泻，关键时刻还有皮肤干燥，所以五苓散是一个很好的护肤品。

一般来说，皮肤之中水湿之气比较旺盛时，就会表现出皮肤晦暗，而金旺才能表现为皮肤比较白皙，所以五苓散可用来治疗体内湿气盛，皮肤粗糙等问题。

五苓散治疗水逆证，即体内湿气重，饮食入口即吐，这是因为人体的中焦有水湿困脾，饮食进入脾胃之后就表现出来中焦大水汪洋，人体自然而然就会表现出呕吐。所以五苓散治疗的疾病之中，就有一种是水停中焦。

所以五苓散可以治疗水痞，即水液停在胸下，表现出来的症状跟半夏泻心汤很相似，只不过半夏泻心汤是湿热蕴结在中焦，而五苓散则偏向于寒湿，应区别对待。

很多情况下，利尿是用来扶阳的最好方法。叶天士所谓的“通阳不在温而在利小便”，所以五苓散在很多时候就可以用来通阳。比如，对于夏季水湿太盛，作为除湿剂，五苓散就可以防治中暑。

五苓散之所以叫五苓散，很多人说与“水津四布，五经并行”有关，即五苓散可以协助人体进行水液的代谢，可以协助膀胱气化，而膀胱气化其实又跟皮肤有关，所以很多时候用五苓散来治疗皮肤疾病，特别是夏季因为水湿问题导致的皮肤病，以五苓散作为治疗方药，疗效都非常好。

因为五苓散治疗的是水液病，所以跟水液有关的疾病，很多时候可以考虑到五苓散，如我们知道的癫痫发作一般都有口吐白沫，这种白沫一般认为是水液代谢出了问题，所以有报道，以五苓散可以治疗各种癫痫，疗效显著。

另外，对于经常晕船、晕车的人，其实中焦水饮才是根本原因，所以用五苓散可以很好地改善晕车晕船等现象。

腹泻有的时候是水泻，主要原因是小肠的泌清别浊功能发生障碍，这时就可以考虑使用五苓散，促进水液的正常代谢。同时，所谓的疝气，其实就是小肠下垂，而用五苓散就可以健全小肠的水液泌清别浊功能，所以疝气很多时候也可以用之。但是，不管如何，这些症状在使用五苓散的时候，必定有一个小便不利，因为这是五苓散的对症之一。

五苓散的加减应用

五苓散的药物组成是桂枝、茯苓、白术、泽泻、猪苓，每一味药其实都是一个非常好的利尿药，桂枝虽然没有明说可以利尿，但是张仲景在治疗疾病时，出现了小便利便会减去桂枝，可以看出桂枝利尿作用很强。

五苓散还有很多经典组合，比如我们常用的茵陈五苓散，其实就是因为五苓散的祛湿功能强大，再加上一点茵陈，就可以非常好地祛除体内的湿邪了。对于因为肝脏不好导致的肝硬化、肝腹水等疾病，疗效都非常好。

五苓散还可以跟平胃散搭配，主要针对的就是中焦水湿问题导致的脾胃疾病，如腹胀、腹泻等。也可以跟小柴胡汤搭配，本来小柴胡汤是有除湿作用的，但是小柴胡汤的除湿作用稍微弱一些，搭配在一起对于很多中焦湿气重，又有肝气郁结的患者，疗效非常好。

第五章 少阴方串讲

第三十六讲

黄土汤 治疗血证的鼻祖

黄土汤，一个诠释吃土的完美方剂，里面蕴含了丰富的中医药哲学智慧和生活智慧。黄土汤是出自《金匮要略》的著名方剂，主要作用就是治疗因为各种原因导致的肠道出血，或者上消化道出血。

黄土汤：甘草、干地黄、白术、附子（炮）、阿胶、黄芩各三两　灶中黄土半斤

黄土汤为什么能止血

黄土汤的君药是黄土，也叫作伏龙肝，大多数人对于伏龙肝的认识都是停留在黄土的层次，其实黄土变成伏龙肝，还有一个非常重要的变化。那就是，伏龙肝其实是黄土加上百草霜，这也是为什么黄土能够止血的根本原因之一。

黄土，作为中华大地上最为神圣的物产，其实一直以来都是人类赖以生存的基石，所以中国人的历史传统是注重黄色的，黄色代表的是中，是土，也是中华文明的起源之一。因为我们的祖先是起源于黄土地的，所以黄土对于我们来说有非常重要的作用。

《本草纲目》中对黄土的评价是相当高的，几乎把黄土抬到了王者的地位，不仅可以补脾胃，还有各种神奇的作用，

比如我们知道的霍乱，其实就可以用黄土汤来治疗，黄土汤可以只是由黄土组成，也可以是黄土和其他药物共同组成。

《金匮要略》中的黄土汤由黄土、白术、阿胶、附子、黄芩、防风、甘草、地黄共同组成，整个方非常严谨，药味也非常少，但是能发挥的作用非常大，除治疗因为寒湿导致的肠道出血以外，还能治疗上消化道出血，鼻出血，几乎所有的出血症状都可以适当考虑使用。

黄土汤治疗出血，最重要的就是黄土，黄土经过灶心千万次煅烧之后，其实已经是百草霜和黄土的混合物，黄土是具有很强的补脾胃作用的药，而百草霜则是治疗各种出血的主药，两者合体，自然能够治疗脾胃虚弱导致的各种出血了。

还有白术补脾胃，加上阿胶滋阴，附子可以扶阳，甘草补脾胃，等等。其中，黄芩止血，地黄可以补血，黄芩止血是不分种类的，几乎所有的出血都可以止住，热性的出血自然不在话下，如果是因为寒性出血，在方中还有附子之类的药物，疗效自然好了。

地黄是很好的补虚药，大家知道种过地黄的地方，其实很多土地就会变得很贫瘠，所以地黄是地中之王，将土地中的营养都吸收了，所以熟地补益作用非常好，很多人肾虚得不行了，只需要吃点地黄，很快就好了，肾脉就有力了。

黄土汤因为有附子的原因，所以大多数情况下，治疗的疾病都是寒性的，所以用黄土汤的契机就是脉沉无力，或者脉紧。沉脉一般来说就是病在里，在里就是阴性的疾病，一般来说也会是寒性的疾病，而脉紧，不管是中取还是沉取，一定程度是代表寒气重。

通常知道的治疗妇科疾病出血的方剂有胶艾汤，这个方与黄土汤有很多类似的地方，其中阿胶、甘草、熟地都是两个方共有的，但是胶艾汤治疗的崩漏是脉革，脉中间是空的，而黄土汤治疗崩漏的脉是紧脉，或者沉脉。

出血有很多种类型，《金匮要略》把出血分为近血和远血，所谓的远血其实就是内消化道出血，而近血则是外消化道出血。

黄土汤治疗的出血，是脾胃虚弱导致的，而其他治疗出血的方剂，比如胶艾汤治疗的是肝血虚导致的出血，而三黄泻心汤则是治疗中焦湿热导致的出血；桂枝茯苓丸也治疗出血，但是桂枝茯苓丸治疗的是因为瘀血导致的出血。

第三十七讲

瓜蒌薤白白酒汤

一个不为人知的速效救心丸

学中医就是这样，自己学习的基础不牢，很多时候是理解不了古人所谓的疗效的，更不可能运用那些神奇的方子。比如，有的时候我们会为疗效感到非常的惊奇，但是很多人会用怀疑的眼光看待；中国人自己对自己的医学不自信，但是外国人对中医则信之入骨，这是一个很大的历史鸿沟。

瓜蒌薤白白酒汤： 瓜蒌实（捣）一枚　薤白半斤　白酒七升

来自对经方的质疑

《伤寒论》《金匮要略》有非常高的医学成就和历史地位，但是在某些医家哪儿，往往被否定。曾经有一次，看到温病学家批评张仲景的瓜蒌桂枝汤，认为这个方不可以治疗现代的脑膜炎，不能治疗所谓的破伤风，而事实上，日本人用这个方子治疗流行性脑炎、破伤风之类的疾病，能够达到很好的效果。因为这个差异，我在学生时期跟某个有名的专家还争论过一番。自古以来，我们的中医都认为所谓的真心痛是不能治疗的，即所谓的“真心痛”，旦发夕死，日本人曾经有人做过实验，用瓜蒌桂枝汤治疗心脏病效果非常好，所以真心痛也是可以治疗的。

瓜蒌薤白白酒汤方解

瓜蒌薤白白酒汤本来就是《金匮要略》中的名方，所谓的“心痛彻背，背痛彻心”，其实就是现代的冠心病，也就是真心痛之类，用瓜蒌薤白白酒汤所治疗的症状非常相似。

瓜蒌薤白白酒汤，主要由薤白、瓜蒌、半夏组成，另外还有一个很重要的组成成分是白酒。大家都知道，薤白是补肾温阳的药物，对于很多肾虚、阳虚的患者有很好的治疗作用。

瓜蒌则是很著名的理气药，很多有胸部不适症状者，都可以适当加入少量瓜蒌，而且据说瓜蒌长得像心脏，所以对于心脏疾病有异常好的疗效。半夏是治疗痰饮的重要药物，一般来说，有心脏问题者，总少不了两个因素，一个是痰饮，痰饮是阴寒性的病邪，能够阻滞心胸；一个是气滞血瘀，气滞血瘀与痰饮组合在一起，就会导致各种心脏问题。

瓜蒌薤白白酒汤就是针对因为气滞导致的心胸不适，又有痰饮阻痹心胸情况下的心脏病。另外还有一个至关重要的药物，那就是白酒。酒作为媒介，在古代几乎是人人必喝的，其实酒的最大作用就是通经脉，能够通行十二经，关键时刻还能上头，所以一般得了头风病，多少就会加入少量的酒。

现代人喝酒，一般要求都是喝一些不上头的，比如茅台之类的，其实这样喝酒，完全是没有发挥酒的治疗效果，明明白白地在浪费粮食。

瓜蒌薤白白酒汤治疗心脏病

瓜蒌薤白白酒汤治疗的心痛是虚性的，所以疼痛的时候需要按，用手按会有较为舒服的感觉；但是大陷胸汤证的疼痛就不是了，一般伴随着不可靠近，伴随着发高烧。

瓜蒌薤白白酒汤是非常好的治疗冠心病的药物，但是很多人不会用，不敢用，真的是白瞎了这么好的经方。

第三十八讲

黄连阿胶鸡子黄汤

灭一灭他的火气

黄连阿胶鸡子黄汤是经方中为数不多的使用鸡子黄的方，在治疗失眠时能够达到倾杯而卧的效果，是非常好的安神药。

黄连阿胶鸡子黄汤： 黄连四两　黄芩一两　芍药二两　鸡子黄二枚　阿胶三两

黄连阿胶鸡子黄汤方解

很多人觉得黄连阿胶鸡子黄汤是治疗少阴病的方，但都属于误读。《伤寒论》中的少阴篇内容，不一定都是少阴证方，很多都是少阴疑似证。比如黄连阿胶鸡子黄汤就是少阴疑似证方，还有四逆散证其实也是少阴疑似证。

少阴病的主要特点是但欲寐，脉微细。事实上，黄连阿胶鸡子黄汤治疗因为晚上睡不着，导致白天没精神，所以看起来就像但欲寐的少阴证；四逆散其实也不是少阴方，主要是因为四逆散证的脉象微细，看起来就像少阴病，但是其舌质鲜红或者暗红，也不是少阴病方。

同样的道理，其实《伤寒论》太阳病篇的很多内容也不是针对太阳病的，而是阳明病疑似太阳病，或者是少阳病疑似太阳病，根据《伤寒论》中的篇幅来判断疾病的类型，很多时候都是不准确的，需要各篇的定义来归类，才能真正达到效果。

黄连阿胶鸡子黄汤是很有意思的，黄连本来是治疗中焦湿热问题的药物，中焦湿热一般就会导致失眠，一般都会有舌苔的黄润色。加上黄芩，一般就是为了降相火，因为胆火与胃火，很多时候与心火都是一丘之貉，只要其中一个火不老实了，就会带动其他火上窜。

关键问题在于，为什么用芍药。少阴病疑似证，用芍药，到底是什么原因？不少人认为，这是因为芍药可以疏通经络，进一步使人体的气脉疏畅。而阿胶、鸡子黄等药物是对人体津液的补充，毕竟这种疾病是一种较长久的问题，需要一些滋阴补中的药物调节。

现代的阿胶经常被人以猪皮胶代替，近些时候很多文章也梳理了阿胶的历史，事实上，《名医别录》中记载的阿胶就是猪皮胶，张仲景使用的阿胶就是猪皮胶。

黄连阿胶鸡子黄汤的临床应用

黄连阿胶鸡子黄汤有一个特殊的用途，就是治疗白发，因为阿胶、鸡子黄具有很好的滋补作用，补肾阴，滋肝血，对于很多因为熬夜导致的肝肾阴虚，具有很好的作用。

黄连阿胶鸡子黄汤治疗的是心火旺盛，还有阴虚的情形，不少专家认为是《伤寒论》少阴篇的泻心汤，但是事实上，黄连阿胶汤不是泻心汤，发挥的作用也不是简单的泻心作用，泻心汤泻的是“心下”，所以会有关脉浮滑的现象，而黄连阿胶汤则直接泻心火，所以大多数是寸脉比较滑而有力。

寸脉滑而有力，一般都是一个人处于充满干劲，但是又心有余而力不足的情况，所以处于一种焦虑期。寸脉滑而有力，尺脉无力，这是黄连阿胶鸡子黄汤常见的症状，也是一些“狂者”的精神状态，所以黄连阿胶鸡子黄汤可以开给那些积极向上，目标很大，能力较差的人，让他们冷静冷静。

黄连阿胶鸡子黄汤因为可以治疗阴虚，还有黄连、黄芩、白芍，这就是黄芩汤的加减，到了痢疾后期，出现阴虚证候，就可以考虑使用黄连阿胶鸡子黄汤。

第三十九讲

桂枝加龙骨牡蛎汤 男人的自信

桂枝汤为群方之祖，是治疗各种疾病化裁方的祖方，一直以来大受欢迎，正是因为如此，很多有名的方剂被“桂枝汤”的大名所掩盖。好比在一个门派下面，有很多高手，但是其中一位因为名气太大，其余高手都被人遗忘了。桂枝加龙骨牡蛎汤就是一个被遗忘的经方。

桂枝加龙骨牡蛎汤：桂枝、芍药、生姜各三两　甘草二两　大枣十二枚　龙骨、牡蛎各三两

桂枝汤与桂枝加龙骨牡蛎汤

桂枝汤加减变化，可以出现很多著名方剂，比如桂枝加桂汤、桂枝加白芍汤，不同的加减得出的方剂疗效是完全不一样的。

桂枝汤有调和阴阳的作用，所以在此基础上加入其他药物，能够获得很好的疗效。加黄芪则可以治疗虚劳，甚至有医家认为十全大补汤就是黄芪建中汤加减而来的。桂枝加龙骨牡蛎汤就是桂枝汤加减变化而来的代表方剂，其治疗男科疾病、虚劳疾病的疗效获得了一致好评。

桂枝加龙骨牡蛎汤的临床应用

《金匮要略·血痹虚劳病脉证并治第六》第8条记载:“夫失精家少腹弦急，阴头寒，目眩，发落，脉极虚芤迟，为清谷，亡血，失精。脉得诸芤动微紧，男子失精，女子梦交，桂枝加龙骨牡蛎汤主之。”

所谓的失精家，就是现代所谓的阳痿早泄，或者有梦精、遗精等现象的男科疾病，这种人必定会有腹部比较弦急，腹直肌一直处于紧张的状态。

由于肝肾虚，一般还会有龟头冷，眼睛发旋，头发脱落等现象，这种就是典型的肝肾阴亏，但是只滋阴又不行，所以需要在扶阳的基础上再加入一些滋阴、收涩的药物。

阳痿早泄者一般还会有容易汗出症状，如手足心汗出等，使用桂枝加龙骨牡蛎汤之后可以得到很好的缓解。本来桂枝汤是治疗虚汗的，再加上龙骨、牡蛎也是专门治疗虚汗的药物，所以加在一起疗效会很突出。

遗精很多时候出现做梦的现象，而做梦一般来说就是肝不藏血，魂无所归，所以桂枝加龙骨牡蛎汤其实是滋补肝肾的，可以治疗因为肝疏泄太过或者疏泄不及导致的失眠、多梦。

小溲清利、便溏等症，多为精亏血少所致，即“脉极虚芤迟，为清谷，亡血”，则与长期手淫、房事过劳有关，与“失精家”之指征相契合。

桂枝加龙骨牡蛎汤方解

本方中甘草合桂枝辛甘化阳，合芍药酸甘化阴，三药并用有达固阴通阳之效。大枣重取30枚，蕴甘麦大枣汤之义安神养血，与姜、草同用意在调和中、上二焦营卫而养心，正合《难经·第十四难》所言“损其心者，调其营卫”。

龙骨、牡蛎潜阳育阴，能敛走失之阴精，纳浮越之阳气，具有收涩之性，是治疗遗精、滑精的必要手段。除此之外，龙骨、牡蛎可以缓解因为大枣、甘草甘缓导致的中焦有湿之弊，龙骨、牡蛎可以除湿，这是历来医家比较少说的。而桂枝汤使用过程中，必须排除中焦湿热。

如果效果不显，还可以加入远志益精强志，益智仁藏纳归源，二药伍用相得益彰，于宁心摄精多有裨益。或者加入滋阴的二至丸，两者合起来达到调和阴阳的疗效。

第四十讲

麻黄附子细辛汤 春药是药引子

中医药是一个伟大的宝库，里面蕴含了丰富的养生文化知识，有中药，有方剂，有理念，有方法，还有很多奇特的技术。每一味药都有奇特的疗效，而药与药之间的互相作用又能产生很多奇妙的作用。

麻黄附子细辛汤：麻黄（去节）二两　细辛二两　附子（炮，去皮，破八片）一枚

中医界的“伟哥”

我们知道的小柴胡汤，其实每一个药的疗效都很有特点，但是把它们放在一起，疗效又不一样了。用来治疗阳痿早泄的中药有很多，比如我们知道的肉苁蓉、锁阳、天雄、附子、鹿茸等都有很好的效果，但是因为这些药物都有同一个作用，没有形成互补作用，所以合在一起很难发挥出超常的疗效。

在补阳药中有“祖孙三人”，都是很牛的，爷爷叫乌头，是生长几年以上的“老大”，而爸爸叫天雄，年纪没有乌头那么大，而最小的是附子，这三者其实都是一种植物的根茎，但是因为生长年限不一样，所以治疗的效果也不一样。但是，他们之间有一个共同的特点，那就是都具有壮阳的作用。

在《金匮要略》中，有一个叫天雄散的方剂，对那些阳痿早泄的患者有很好的治疗效果。但是，我们今天要介绍的中医界的“伟哥”，是另外一个方剂。这个方剂叫麻黄附子细辛汤，这个方最早是用来治疗因为阳虚感冒之后，脉沉，四肢厥逆的现象。

麻黄附子细辛汤是“伟哥”，这个很少有人知道。在中医的理论框架内，其实很容易解释，因为这个方是少阴方。如果阳气不足，很多药物下去都难以发挥作用。麻黄附子细辛汤的作用，就是将人体的阳气激活，只要阳气激活了，其固护卫外的功能就能正常发挥了。

从另外一个角度来说，有很多疾病，都会有阳痿早泄的现象，只要把这个现象治疗好了，一般就是疾病向好处发展的苗头了。

一般来说，药物疗效有了，第一个反应就是胃口大开，从原来的味同嚼蜡变成吃嘛嘛香，从原来的阳痿早泄，毫无性欲，变成每日早起必定有晨勃。

麻黄附子细辛汤是一剂春药，能够唤起人类对美好生活的向往，也能唤起人类体内的阳气，从而让更多的阳气去消灭邪气。

从佛洛依德的角度来看，其实人类的一切都是因为多巴胺导致的，所以性的雄起不仅具有治疗疾病的作用，还是整个人类社会的推进器。以此而论，治疗疾病无效时，可以考虑使用麻黄附子细辛汤加减，这也是一剂疗效非常的春药。

《伤寒论》云:“少阴病，始得之，反发热，脉沉者，麻黄附子细辛汤主之。”对于很多精神萎靡，怕冷，四肢冰凉的患者，一般来说也有阳痿早泄的情况，此时再用麻黄附子细辛汤，就有非常好的效果。

一般来说，服用麻黄附子细辛汤之后，感觉全身暖暖的，会变得非常舒服，对于很多腰脚有寒湿导致腰酸背痛的人来说，这个方喝下去之后，反应相当快，腰酸背痛，怕冷的现象会马上改观。

不仅如此，这个方还有一些意想不到的好处，比如《遯园医案》记载:“嘉禾李君，当夏历六月忽患左足疼痛，卧床不可转侧，呻吟之声达于户外。诊之，脉沉紧，舌苔白，口中和。曰：此风寒直中少阴，法当用仲景麻黄附子细辛汤。旁有人咋舌言曰:‘天气暑热若此，麻黄与细辛同用，得毋大汗不止乎？’余曰:‘此方并不发汗，非阅历有得者不能知，毋庸疑阻。’即疏与之，三药各一钱，共仅三钱，煎水两杯，分二次服，一服知，二服即步履如常而愈。经方之神效，洵有令人不可思议者。”

后世很多医家以此方治疗各种疑难杂症，有治疗暴盲的，有治疗暴聋的，有治疗暴哑的，这些都是非常有意思的。在很多疑难杂症的治疗过程中，只要出现了寒湿的现象，其他药物治疗都没有效果的情况下，先用麻黄附子细辛汤几剂下去，马上就会有起色。

第四十一讲

真武汤 一种水气病，两种治法

学习《伤寒论》的人常常有一个误区，就是认为青龙是东方木，具有升发之性，事实上恰恰相反，小青龙汤和大青龙汤不是用在升发上，而是作为降气的重要方剂，也就是我们治疗咳嗽的主要药物。

真武汤： 茯苓三两　芍药三两　生姜（切）三两　白术二两　附子（炮，去皮，破八片）一枚

治水良方

小青龙汤是水神，治疗的是水气病，这个观念一直以来都没有被揭示。但是《伤寒论》一直都在讲，小青龙汤治疗的是心下有水气，治疗的是水气病浮肿者，可以说是再明显不过了，可是一直以来我们解读《伤寒论》时都是按照后世的左青龙、右白虎、前朱雀、后玄武的观念来解读的。

不管是青龙还是玄武，都是水神，都是五行之中的水，所以小青龙汤与玄武汤（真武汤）都是治疗水气病的，只不过两者治疗的部位不一样而已。

不管是大青龙汤证还是真武汤证，他们的症状是有一些相似之处的，所以大青龙汤条文后面最重要的禁忌就是，小心因为发汗太过导致的心悸。

“太阳中风，脉浮紧，发热恶寒，身疼痛，不汗出而烦躁者，大青龙汤主之。若脉微弱，汗出恶风者，不可服。服之则厥逆，筋惕肉瞤，此为逆也。”

事实上，大青龙汤证是因为寒湿邪气太过强旺，所以很多时候伤阳气很厉害，出现少阴证的可能性是很大的，大青龙汤证或者小青龙汤证的症状之中就有精神状态不好，也就是“但欲寐”的现象，两者之间并没有一个明确的界限。

所以，笔者一直认为，小青龙汤、大青龙汤用于水湿病在表的初期阶段，其后伤阳严重就会出现恶寒不发热，这个时候就是邪气入里，水气入里不在表，所以可以考虑麻黄附子细辛汤或者麻黄附子甘草汤。

经过麻黄附子甘草汤证，再进一步向下焦发展，就会出现少阴病的真武汤证。这是伤寒的发展规律，从太阳的青龙汤到麻黄附子细辛汤，再到真武汤。大家都知道，其实在《伤寒论》水气篇之中，麻黄附子细辛汤是治疗水肿的，真武汤也是治疗水肿的，小青龙汤也是治疗水肿的，水气篇的治疗规律可以帮助我们理解这三个方剂。

真武汤是治疗水气入里的方剂，是小青龙汤证和大青龙汤证未痊愈传入里后的方，所以真武汤治疗咳嗽是一个重要的功能。含有麻黄的方子一般来说也有一定的精神不振的症状，但是麻黄治疗的精神不振一般不会有含附子的方剂治疗的精神不振那么厉害，且关键问题在于麻黄治疗的精神不振主要是邪气在表，而附子治疗的精神不振邪气在里。

麻黄与附子，都是振奋精神的好药，麻黄的振奋心阳，主要通过刺激，会出现出汗症状，耗散心气；附子的振奋心阳则是通过调动肾气上达，从而使心阳变得更加充足。所以，在使用麻黄时，因为麻黄会发大量的汗，出现心悸、筋惕肉瞤，此时就可以用真武汤来救场。

真武汤与麻黄类方剂其实是互为表里的两类方剂，一个是治疗寒湿在表，一个治疗寒湿在里，所以麻黄类方是发汗的，而真武汤则是利尿的。

真武汤的临床应用

真武汤的组成很有意思，主要由附子、茯苓、白术、生姜、白芍组成，跟桂枝去桂加茯苓白术汤有点类似，但是没有两味重要的保持体内津液的药物，一个是甘草，一个是大枣。

其实寒湿入里，就是我们所谓的少阴病，如果少阴病有一段时间没有痊愈，比如感冒，寒湿之气太重，就会导致腹痛，也会导致小便不利，身体疼痛，腹泻等症状，这种其实都是寒湿之邪入里的表现。因为寒湿之邪很重，伤阳严重，所以有的时候还会出现呕吐、咳嗽的症状，都可以用真武汤来治疗。

真武汤治疗的疾病有两个要点，一个是阳气虚，一个是水湿重，所以必定会有手脚冰凉的特点。对于因为寒湿之气太重导致的慢性肠胃炎有阳虚，水湿重，同时肝脾不和，用真武汤则疗效大显。

真武汤可治疗眩晕、晕车、晕船等因为阳气虚者。其实真武汤治疗的是寒湿之邪，也可以治疗痰湿，只要痰湿之邪是寒性的，用真武汤还是有很好疗效的。而很多人之所以晕车、晕船，就是因为寒湿之气太重，而且邪气不在表，在中下二焦，此时就应该使用真武汤。

第四十二讲

四逆散 理气第一方

中医对于疾病的认识是非常系统的，也是非常细化的，一个疾病可以有几十个证型，但是西医学却没办法做到，这也是中医谜一样存在的根本原因。为什么会这样，因为中医认为，人是一个整体，而整体是可以无限分割的，只要进行无限分割，那么每一个部分都是整体的，每个整体又都是部分的。

四逆散： 甘草（炙）、枳实（破，水渍炙干）、柴胡、芍药各十分

中医之咳非独肺也

以五脏六腑来说，肝脏可以反映整体的状态，而肝脏也可以反映其他四脏的状态。同样，一个疾病也可以由很多原因导致，比如咳嗽，这就是一种很奇特的症状，或者疾病。

《内经》说“五脏六腑皆令人咳，非独肺也”“肺咳之状，咳而喘息有音，甚则唾血。心咳之状，咳则心痛，喉中介介如梗状，甚则咽肿，喉痹。肝咳之状，咳则两胁下痛，甚则不可以转，转则两胁下满。脾咳之状，咳则右胁下痛，阴阴引肩背，甚则不可以动，动则咳剧。肾咳之状，咳则腰背相引而痛，甚则咳涎”。

可以说，咳嗽只要跟其他脏腑联系在一起，其实就不是简单的肺部咳嗽了，治疗的时候也需要全面考虑。所谓

的肺咳，其实是非常常见的喘咳，比如肺结核之类的疾病，但是并不是说肺结核就只是肺咳，同样这么一种疾病也可能出现脾咳，也可以出现肝咳，主要看邪气的变化是什么样的。

治水良方

在众多咳嗽种类中，其实肝咳是很常见的，因为按照中医的观念，肺为金，肝为木，金克木。疾病的传变在五脏六腑之间是存在规律的，金病传木，是最常见的。所以很多人肺咳之后，最容易出现的就是肝咳。

四逆散治疗肝咳案例

一个患者，自 2018 年 6 月份开始出现咳嗽，服用了川贝枇杷膏、炖雪梨等，后来又服用苏黄止咳汤，直至 2019 年 3 月份，咳嗽依旧，所以来诊。因为患者在美国，只能网诊，经常出现的症状是晚上咳嗽，而且咳嗽的时间还是以丑时为主，经常有手脚冷等现象，脉沉细（患者自己说的），手脚有时还有麻痹感，舌苔薄白，但是舌质较暗，猪肝色。

当时就断定是肝咳，但是患者自己引用《内经》“肝咳之状，咳则两胁下痛，甚则不可以转，转则两胠下满”的话，认为可能不是肝咳。根据患者的症状及发病的时间点，我给予了四逆散：

柴胡 10 克，炒枳壳 10 克，炒白芍 15 克，炙甘草 10 克，干姜 10 克，五味子 5 克，一共 7 天。服用到第 6 天症状就开始消失，而舌质也发生了较大的变化，原来猪肝色的舌质变成了鲜艳的红色。

这个医案症状其实刚好是在一种特定时间点加重，外加症状也符合肝咳的状态，所以用了一个四逆散，治疗效果很好。

2019年的春天五运六气有一个木不及，很多人都会出现肝木疏泄不开的现象，所以需要着重在疏肝理气上做文章，而其脉沉细，四肢不温的现象又与四逆散的主症完全相符。因此用四逆散可以获得很好的疗效。

第四十三讲

四逆汤 病人无神如何救，三味经方急用之

在治疗疾病的时候，常用三法，即汗吐下，没有一个法子是浪费的，有的时候一个疾病只用一法，有的时候一个疾病可能用上三法，主要还是看疾病发展的过程中出现哪些问题。但是有一个法用得过了，就会出现很多问题，这个法就是下法。

四逆汤： 甘草（炙）二两　干姜一两半　附子（生用，去皮，破八片）一枚

泻下太过的急救方

通常意义上，下法就是用大黄、芒硝等泻下的药物，导致人体六腑空虚而已。但是，有的时候因为人体机能的丧失，不需要服用这些药物也会出现下法过重的症状，此时就需要重点考虑使用四逆汤了。

四逆汤第一次在《伤寒论》中出场，就是急救因为泻下太过导致的四肢厥逆，腹泻不止，人无精神，四肢厥逆，如果不赶快服用药物，很有可能有脱水的危险，有的甚至直接就死掉了，特别是在古代缺医少药的环境下。

所以，四逆汤是一个救命的方，这个方如果运用不得法，不得时，也会导致很多其他的弊端。

四逆汤证

一般来说，使用四逆汤证一定会有一个现象，那就是“但欲寐”，其实就是一个人精神不足，两眼无神，出现四逆汤证其实是很常见的。除此之外，四逆汤证还有一个非常明显的症状就是四肢厥冷，一般来说腹泻的人，四肢都是厥冷的，不管是热泻，还是寒泻，手脚都是厥冷的，但是四逆汤所治疗的腹泻肯定是寒泻，如果出现了热泻，即泻下的粪便是恶臭的，就必须停止使用。

四逆汤证还有一个症状，那就是舌质淡白。一般来说，只要舌质淡白，都可以考虑使用四逆汤，而如果舌苔黄，舌质红就要考虑是不是内热了。如果是阳郁导致的四肢厥逆，此时必定有舌质暗红或者鲜红，就不能使用四逆汤了。

四逆汤使用的一个标准就是，脉象沉细，脉象沉细有的时候也是心脏功能衰弱的表现，所以一些心衰的患者就有可能使用四逆汤。

四逆汤的临床应用

四逆汤由甘草、干姜、附子组成，是一个非常著名的方剂，甘草、干姜本来就是一个保持体内水液的组合，对于腹泻有很大的作用，加了一个附子之后，其实扶阳和保持水液的功能会更加强大。

细心的人会发现，在《伤寒论》中经常看见所谓的四逆汤，但是在《金匮要略》中基本没有四逆汤，只出现了一两次，这也告诉我们，四逆汤的运用范围是非常局限的，只局限于急性疾病，对于慢性疾病来说，还需要文火慢炖，不能用急火快炖。

一般来说，四逆汤治疗的疾病都是血液循环发生了重大问题，比如心脏衰竭等现象，只要用上附子，疗效非常不错。一般来说，少量附子的使用，不必考虑其毒性，但是大量的附子使用，就必须考虑其生物碱毒性了，一般来说可以采取先煎两小时的方法解除附子的毒性。

如果实在不行，那可以用上好的肉桂作为解除附子毒性的方法，也可以用远志解附子之毒。使用附子时，还必须注意一点，那就是所谓的十八反，一般来说半夏反的是乌头，但是现代人习惯性把附子也当成了十八反的对象，也是比较冤的。

在使用四逆汤的时候，其实一个很重要的原因就是骨戒疼痛，这种疼痛主要还是因为寒气重，所以一般在五运六气中，主气或者客气出现了太阳寒水的时候，就可以加一些附子，疗效可以非常好。

但是，对于陈寒，骤然使用附了，很多时候不仅不能解除寒气导致的疼痛，还会加重疼痛，这是很多人不能明白的一个现象，所以我们可以看到《金匮要略》之中，关于疼痛的用方，基本不使用四逆汤。

一般要使用四逆汤，或者四逆汤的变方，都需要考虑使用其他方法疏通好经络之后，才能使用，不然的话，不仅基本病得不到很好的治疗，还会导致更加严重的问题。

第六章 厥阴方串讲

第四十四讲

吴茱萸汤 胃病防治的绝招

仲景的经方，有的是以功效命名，有的是以药物命名，以药物命名者不一定君药的用量最大，但是肯定是君药发挥主要作用，在众多名方中，有的其实只是扩展了某味药物的功效而已，比如理中丸稍微变化一下各味药的剂量，就叫人参汤，人参汤其实发挥的疗效就是加强版人参。同样还有很多这样的方剂就是以君药的主要作用作为组方的依据，比如吴茱萸汤，这个方剂其实发挥的就是吴茱萸的药用功效，治疗疾病的主要作用来自吴茱萸，但是再加入其他药物之后，药效发挥起来更加淋漓尽致。

吴茱萸汤：吴茱萸（洗）一升　人参三两　生姜（切）六两　大枣（擘）十二枚

西南地区为什么少胃病

吴茱萸就是西南地区非常著名的米辣子，那边的人其实都非常有意思，只要是心胸不舒服，比如是寒性的心脏病或者胃病，就会到院子里抓一把米辣子，吃下去之后就可以痊愈，所以西南地区其实较少有胃病发生，这也是因为他们喜欢吃辣导致的。

有一次我在重庆出差，突然思考了这个问题，为什么在西南地区，特别是重庆地区，胃病的患者会那么少，后来才明白，重庆地区喜欢吃花椒、辣椒，而这些食物是辛温的，可以补肺气，补肺气其实就是反过来补脾胃，所以他们每天都是在吃养脾胃的药物。

吴茱萸汤是厥阴方还是阳明方

吴茱萸所发挥的作用，其实就是补脾胃，达到的效果是理气，通过补肺气，从而达到护理脾胃的效果。我们知道，在《伤寒论》中，跟脾胃有关的疾病有两类，一类是阳明病，一类是太阴病，阳明病与太阴病的最大区别就是寒与热。

但是，在阳明病的方中居然出现了一个治疗厥阴病的方，那就是吴茱萸汤。一直以来，吴茱萸汤到底是厥阴方还是阳明方，一直是有争议的。按照吴茱萸的药性来说，肯定是厥阴方，因为吴茱萸性温，还具有温通肝经的作用，所以历来的医家都把这个方归结为厥阴证的治疗方。

但是，另外一方面，吴茱萸汤所治疗的疾病其实是因为胃所导致的，所以必定会有心下痞，必定会有痰饮上涌，必定会有头痛等症，关键之一还有四肢厥逆。

吴茱萸汤的临床应用

吴茱萸汤主要由吴茱萸、人参、生姜、大枣组成的，很奇怪的是没有加入甘草，事实上，加入甘草之后，吴茱萸的性温作用就没有那么明显了。不管是人参，还是生姜，其实都是治疗胃病必不可少之药，如果加入了甘草，对于满口津液的人来说，其实有点多余。

吴茱萸汤治疗的疾病谱比较狭隘，但是也包括了很多病种，比如急性头痛、呕吐、烦躁，偏头痛发作时的眼睛昏暗、手足厥冷、出冷汗、脉沉迟等，习惯性呕吐，习惯性吐痰涎，蛔虫症，尿毒症，癫痫，慢性头痛。总之，只要出现了呕逆，四肢厥冷，吐涎沫，头痛等症状，就可以考虑使用。

吴茱萸汤的主要作用是降逆止吐，理气化浊，所以很多由于气逆导致的头脑疾病，都可以使用。

第四十五讲

酸枣仁汤 失眠的专业杀手

在失眠治疗中，有很多疗效非常的方剂，比如我们常见的柴胡加龙骨牡蛎汤、半夏秫米汤、温胆汤、半夏泻心汤、酸枣仁汤，都是非常有特色的，正确运用这些方剂，基本上就可以将所有的失眠一网打尽了。

酸枣仁汤：酸枣仁二升　甘草一两　知母二两　茯苓二两　芎穷二两

虚劳虚烦不得眠，酸枣仁汤主之

在以上这么多的方剂中，最常用的还是温胆汤、半夏泻心汤、酸枣仁汤，这三个方剂各有各的特色。温胆汤主要针对的是寒饮之邪积聚于中焦，是胃有痰饮导致的失眠，如果出现了郁而化热的现象一般会加入黄连等苦寒之药；另外，如果是中焦有湿热，一般会有心下痞，睡眠较浅，此时就需要考虑半夏泻心汤；而酸枣仁汤则是治疗因为“虚劳”导致气血亏虚所致失眠。

“虚劳虚烦不得眠，酸枣仁汤主之”。《金匮要略》使用酸枣仁汤主要针对的就是虚烦，虚劳。重点是虚，是劳。

“劳”本来的意思是古代人在晚上举着火把干活，日久就成了虚劳之疾。所以“劳”字从火，从宝盖，从力，代表的就是一群人在房子里，点着火把劳作，就是熬夜的意思。

其实很多现代人因为习惯性熬夜，导致失眠，没有过凌晨2点，肯定睡不着，这就是所谓的虚劳虚烦不得眠。熬夜日久，最容易导致的就是人体的肝脏损伤，所以虚劳的患者一般都要从肝血的角度加以考虑来进行治疗。

酸枣仁汤方解

酸枣仁汤就是从肝血虚导致失眠这个角度出发的，所以方中除了酸枣仁这味重要的药物，还有茯苓、川芎、知母等药物。虚劳条件下，一般就会出现血瘀，所以必须用所谓的血中气药，川芎就是一味既可以理气，又可以活血的重要药物。而茯苓的作用，则是化体内之痰饮，也可以补心血，是镇静安神的重要药物。最后是知母，知母作为一个可以滋肾水的药物，其实在这里发挥的作用应该就是滋肾水，通过滋补肾水从而达到补肝血的作用。另外，还有一个甘草，主要还是考虑因为津液不足，用甘草能够增强人体的水液含量，从而具备生血功能。

酸枣仁汤临床治疗失眠

酸枣仁汤主要治疗的就是失眠，这种失眠是因为虚劳，也就是现代的熬夜太过导致的，或者因为长时间失眠导致的肝血亏虚，一般脉象上有左关脉涩的现象。同时，酸枣仁汤还可以治疗因为虚劳导致的嗜睡疾病。

对于人体来说，失眠主要的原因是阳不入阴，就是阴阳之间不能合二为一；而睡不醒主要是因为患者阴阳之间不能分开，阳不能出阴，而酸枣仁虽然主要是在补肝血上做文章，也有一些气药，比如川芎，这样的话就可以达到双向调节的作用。

一般情况下，虚劳失眠必定会有一定程度的血瘀，所以很多时候活血化瘀就可以治疗失眠；但是，也有的时候因为身体太虚了，用活血化瘀的药物反而疗效不好，就需要补血之药，如酸枣仁汤或者四物汤之类。

酸枣仁汤治疗的失眠肯定是一种持续很久的失眠，不管原因如何，只要时间很长，都可以考虑使用。曾经有一个老师，因为得了肺结核，导致长期失眠，后来看到《金匮要略》中的酸枣仁汤所谓的“虚劳”，就想起了肺痨，所以用之治疗，三天就治愈，从此这个老师服膺中医药，成为一名名医。

第四十六讲

乌梅丸 普通人不吃，阴阳人才吃的方

说起乌梅丸，有说不完的故事和内容，因为乌梅丸一直以来被人所误解，也很少有人解读乌梅丸，但是《伤寒论》迈不过这个坎，必须将乌梅丸讲透了，才能真正理解乌梅丸的意蕴。

乌梅丸： 乌梅三百个　细辛六两　干姜十两　黄连一斤　当归四两　附子（炮）六两　蜀椒（去汗）四两　桂枝六两　人参六两　黄柏六两

《伤寒论》中，疾病到了厥阴就是比较严重的疾病了，一般会出现四肢厥逆。其实四肢厥逆的一个根本原因就是病邪到了肠胃，所以《伤寒论》厥阴病篇有五十多条，有“下利”的条文就有三十多条，占了整篇的三分之二还要多，所以厥阴病不是简单的肝脏疾病，而是涉及多个脏腑的疾病。

古人说最厉害的疾病都是心腹之疾，而所谓的四肢疾病其实是危害不大的。只有疾病到了心腹，才会危及生命，所以肠胃的问题，看似小，其实大。整个《伤寒论》，最重要的一篇就是厥阴病篇，因为这篇出现死证的可能性是最大的，其余篇章是很少出现死证的。

厥阴病篇是唯一有寒热错杂情况的，你不知道其中的证到底是热性的还是寒性的，因此，厥阴病篇作为千古疑案，至今还没有人能够真正解开。里面的方剂自然也是至今为止最难解开的谜底，很多人就看不懂乌梅丸，日本人对中医有很独特的理解，但是一到厥阴病篇，就说不明白了，更不会用厥阴病篇的方剂。

乌梅丸的特点

乌梅丸有两大特点，一是药物味数比较多，二是寒热错杂很明显，比如黄连与附子同时使用，其中黄连是苦寒的，附子是大热的，苦寒与大热之间存在着很大的差别，以前的方剂只有附子泻心汤中同时出现过。

附子泻心汤，主要治疗的是中焦有热，心下痞，其实就是我们现代所谓的胃炎，但是同时出现了四肢厥逆，也就是四肢冰凉，阳气很虚弱。按照现代的生理学来理解，一边是肠胃有炎症，是局部的热证，一边是心脏的功能不全，精神状态萎靡。

一般来说，胃部有炎症，普遍都会有精神亢奋，四肢温暖的症状，但是此时却出现了四肢冰凉，这就是一个重要的矛盾，附子泻心汤就是要解决这种矛盾的。

乌梅丸出自《伤寒论》，是处于一种非常复杂的条件下使用的方剂，后世也有医家认为乌梅丸是厥阴病的主方。

《伤寒论》第338条："伤寒，脉微而厥，至七八日肤冷，其人躁，无暂安时者，此为脏厥，非蚘厥也。蚘厥者，其人当吐蚘。令病者静，而复时烦者，此为脏寒。蚘上扰入其膈，故烦，须臾复止；得食而呕又烦者，蚘闻食臭出，其人常自吐蚘。蚘厥者，乌梅丸主之。又主久利。"

《金匮要略·趺蹶手指臂肿转筋阴狐疝蛔虫病脉证治》："蚘厥者，当吐蚘，令病者静而复时烦，此为脏寒，蚘上入其膈，故烦，须臾复止，得食而呕，又烦者，蚘闻食臭出，其人常自吐蚘。蚘厥者，乌梅丸主之。”

从乌梅丸的命名中我们可以看出，主要还是以乌梅为主。乌梅有什么作用？我们可以通过《神农本草经》看出其中的奥妙，后世用乌梅可以治疗痢疾，可以止渴，可以止咳，可以止血，可以噬恶肉等，可以说基本把乌梅酸收之性发挥到了极致，但是乌梅丸的作用在此基础上还有很大的扩展，因为整个方剂由十味药组成，已经扩大了乌梅的用途。

后世医家李士懋先生在运用乌梅丸时则发挥到了极致，李士懋先生将乌梅丸的运用规律总结为肝阳虚弱，“厥阴病的实质是肝阳馁弱，形成寒热错杂之证，肝阳馁弱，则肝用不及，失其升发、疏泄、调达之性，因而产生广泛的病证”，也是按照乌梅丸为厥阴病主方的思路来解释，并进一步指出使用乌梅丸的指标“首先是脉弦按之减，此即肝馁弱之脉。弦脉亦可兼濡、缓、滑、数、细等，只要弦而按之无力，统为肝之阳气馁弱之脉。其次症见由肝阳虚所引发的症状，只要有一二症即可。两条具备，即可用乌梅丸加减治之”。

乌梅丸的临床应用

首先，乌梅自古以来就是治疗消渴的药物，所以乌梅丸主治的疾病普遍有消渴的现象，厥阴病的纲领性条文也有“消渴，气上冲胸”的主症，所以很多人治疗现代的糖尿病到了后期，寒热错杂时，用乌梅丸疗效非常不错。

其次，肝脏作为藏血之脏，一直以来都是妇科疾病涉及的重要脏腑，因为妇科疾病一半以上都是血病，我们通常熟悉的用来治疗妇科疾病的四物汤就是从肝的层面加以设计的。乌梅丸既然治疗的是厥阴病，也是肝脏的疾病，所以妇科疾病之月经不调，白带，出血等，只要出现了寒热错杂、阳虚症状，都可以考虑使用乌梅丸，而且疗效非常好，也较为持久。

再次，其实不管是新发的痢疾，还是久利，都是肝脾不和导致的疾病，肝脾不和有一个重要的症状，那就是腹痛，因为肝木与脾土之间存在相互克害的关系，而痢疾就有里急后重，腹痛腹胀等症状。乌梅丸既然针对的是厥阴病，就可以治疗所谓的痢疾。痢疾在古代是比较难治的疾病，而在现代就是急、慢性肠胃炎，治疗起来也比较麻烦，所以《伤寒论》中说“亦治久利”。

大肠癌很多时候表现出来的是下痢脓血，所以乌梅丸也可以作为治疗大肠癌的候选方剂。

另外，肝脏作为调节人体情志和气机升降的重要脏腑，只要出现了情志问题或者是气机升降问题，都可以考虑乌梅丸。

乌梅丸的特点

很多人认为柴胡桂枝干姜汤与乌梅丸是互为表里的两个方剂，乌梅丸是治疗在里的问题，而柴胡桂枝干姜汤则是治疗在表的问题，其实两者可以被称为互为表里，实际上是有一些共同点的，因为柴胡桂枝干姜汤治疗的疾病之中就有一类是浑身无力，是因为长久的虚劳导致的身体透支；乌梅丸也照样可以用于治疗因为长久的劳累导致的身体不堪驱使。从肝的角度来说“肝为罢极之本”，任何一种肝脏问题，都可以表现出困乏的现象。

除此之外，很多人治疗肝脏疾病，不管虚实，都可以用乌梅丸加减。归根结底，还是因为乌梅丸是厥阴病的主方。

一般来说，肝经有问题者，都会出现“阴阳人”的现象，即身体的一半与另一半表现出来完全不同的症状，比如一半身体出汗，一半身体不出汗，很多人看到这种现象都会明白，人体即将出现偏枯了。

而通常意义上，出现阴阳两半人的现象都是西医学的肝脏出现了问题，也可以归结为所谓的“厥阴病”。

从另外一种意义来理解，得了乌梅丸证的患者其实都是较为严重的，很难救治，也是一半身体已经进入阴间了。

乌梅丸方解

《方解别录·序》云：“元明以来，清逐淆乱，而用药者专尚偏寒、偏热、偏攻、偏补之剂，不知寒热并进，攻补兼投，正是无上神妙之处。后世医家未解其所以然，反谓繁杂而不足取法。”方剂之用，纯用攻补，则功力大而效洪，攻补兼用则得中庸之精益而无所不可，也许这就是乌梅丸的核心要义。

乌梅丸中用附子、黄连，其实就是附子泻心汤的意思，针对的就是内有热，而阳气不足，寒热两用而两解之。用人参，则是疾病到了一定阶段，必定有虚证，在使用的时候除弦脉之外，还有一份虚象，就是这个意思。但是，川椒、桂枝、干姜之用，纯粹是从辛辣可以横行，能够解人体之不通而设。

方用当归，针对的是疾病日久，必定从气分入于血分，血亏导致很多人晚上症状加重，而当归的使用可以补血，可以助血载气。

黄柏本是寒凉之剂，但在乌梅丸中发挥的作用是不简单的，主要从滋补肾水而来，因为我们在滋补肝阴之时，如果不能保障肾阴，肝阴就变成了无本之木，无源之水。黄柏之用，好比益气聪明汤之例，是纯粹从将整个方剂升降出入的圈画圆的角度来考虑的，是把乌梅丸提升一个格局的重要药物。

乌梅丸组成、制法及服法

乌梅三百枚，细辛六两，干姜十两，黄连一斤，当归四两，附子（炮）六两，蜀椒（出汗）四两，桂枝六两，人参六两，黄柏六两。

上十味，异捣筛，合治之，以苦酒渍乌梅一夜，去核，蒸之五斗米下，饭熟捣成泥，和药令相得，内臼中，与蜜杵二千下，丸如梧桐子大。先食饮服十丸，日三服，稍加至二十丸。禁生冷、滑物、臭食等。

后记：辨证论治话消渴

消渴事实上跟现代的糖尿病有很大的重叠，可以说是内涵和外延都非常相似的，因此在中医看来，治疗消渴的方法很多时候可以嫁接到治疗糖尿病上。

一般意义上来说，中医将消渴分为上中下三消，所谓的上消即渴而多饮，中消即饥而多食，下消即渴而便数而膏，跟现代对糖尿病“三多”症状描述基本上是一致的。从三多症状产生的原因中，我们可以分析得出，消渴的产生其实与脾肺肾肝都有莫大的关系，所以根据主要矛盾的不同，需要有不同的辨证论治方。

脾热便难，多用脾约丸

张仲景的诸多方剂中，有不少是治疗消渴疾病的，其中所谓的消渴，在仲景看来完全就是因为人体的津液代谢出现了问题，“趺阳脉浮而数，浮即为气，数即为消谷而大坚。气盛则溲数，溲数即坚，坚数相搏，即为消渴”，在津液代谢问题上，有一类问题是因为脾胃导致的，因为脾主升清，胃主降浊，所以脾升清的功能太过会导致津液从小便流逝太多，所以小便数而大便硬，此时就是所谓的“脾约证”。

脾约证习惯上，我们认为是脾强胃弱，所以治疗时需要泻火、润燥，脾约丸主要是小承气汤之大黄、厚朴、枳壳，再加入麻子仁、杏仁、白芍，其中以麻子仁命名，所以此方的君药为麻子仁，麻子仁是润燥的好药，同时也是温润的，杏仁虽然也是油性的药物，但是因为具有开肺表的作用，所以可以打通上焦，开上焦则下焦自通。

白芍是整个方剂的一个特色，因为白芍是可以滋补脾阴的，针对脾阴受损的脾约证，白芍能够很好地起到治本的作用。虽然白芍也有利尿的作用，但是其滋补脾阴而不壅滞，使用有深意。

当糖尿病出现大便燥结、小便频数时，必定会有脾阴受损之口渴，此时以麻子仁丸治疗，疗效正好对症。

气分热胜，白虎为凭

其实一直以来，我们对白虎汤都有一个误解，那就是认为白虎汤是治疗气分热证的，事实上，这个方不是治疗气分热证的，白虎汤治疗的是带有口渴的热证，但也不一定是热证，有的时候只需要有口渴即可使用，有的时候需要有热，两者不是必然的一一对应关系。

白虎汤主要由石膏、知母、粳米、甘草组成，石膏是我们熟知的可以消渴，可以清热的阳明经药物，事实上，很多时候我们治疗津液消耗太多的热证都可以使用，所以石膏使用的一个药证就是烦渴，对于喝很多水都不解渴的人来说，石膏就是救命之药。

在石膏的基础上，加入知母这个可以滋肾水的药物，为的就是“寒之不寒，是无水也”，如果治疗热证，使用各种方法祛热，但是热还是在，就必须考虑滋补肾水了，此时只要滋补肾水，疗效自然就有了。

粳米与甘草，本来就是补足津液的好药，在白虎汤之后只是作为辅助的用药，四者在一起，可以针对中焦热过剩导致的消渴，比如胃口太大，所谓的中消。在白虎汤的基础上，加入大量人参，或者蛤蚧，对于有热象的消渴，疗效非常不错。

燥热伤肝，酸枣仁救

消渴经过一段时期的内耗其实很容易形成所谓的虚劳，此时表现出来的症状就是燥气伤肝，所以会有失眠，梦多等现象。

在中医的六淫理论中，风寒暑湿燥火都有一定的特点，每一个致病因素都可以伤及人的脏腑，所谓的伤，就是克害。比如燥气，因为主要是干燥，会导致人体津液丧失，最终影响到肝血，而消渴的主要原因就是燥气过盛，形成酸枣仁汤证。

酸枣仁汤是张仲景用来治疗虚烦虚劳不得眠的要药，一般来说我们治疗失眠或多或少都会用酸枣仁，或者用酸枣仁汤。酸枣仁汤的组成与白虎汤有类似之处。比如酸枣仁，其实就是一个润燥、补血之药，与石膏的润燥效果有类似之处，但是酸枣仁所谓的润燥是深层次的，比石膏更深一个层次。

除此之外，酸枣仁汤之中，还有一味很特殊的药物，那就是川芎，一直以来川芎都是用来解郁的，但是也有润燥的作用，性温可以温，也可以润，当燥气重时，一般还包含了寒，所以凉与燥同时存在。

与白虎汤一样，酸枣仁汤也有一个知母，滋肾水以养肝木，与白虎汤的意思一样。茯苓可以化湿，从而将人体的湿气化为津液。甘草，也是保存体内津液的意思，所以酸枣仁汤虽然是为失眠而设，其实只要出现燥气伤肝导致的肝血亏虚，就可以使用酸枣仁汤。

尊荣人病，当以血痹

糖尿病患者之中，有不少人是因为肥胖导致的，肥胖患者其实就是中医所谓的尊荣人，一般都是比较肥胖。在古代，肥胖人一般都是富家子弟，所谓“高粱之人”，这种人往往会有“骨弱肌肤盛”的表现。

因为这种情况一般都有“血痹”的可能，比如身体麻痹、四肢无力，此时就应当考虑使用中医的一个方——黄芪桂枝五物汤。

黄芪桂枝五物汤主要组成是黄芪、桂枝、白芍、甘草、生姜，其中黄芪作用就是补气，或者说通利三焦，可以增强人体气血的运行，而桂枝、白芍、甘草、生姜则是非常好的调和营卫之药。

黄芪桂枝五物汤其实是一个治疗中风前兆的著名方剂，只要出现了局部的肢体麻木，有可能发展成为脑中风的患者，服用黄芪桂枝五物汤之后，就能获得很好的疗效。除此之外，黄芪桂枝五物汤也可以用来治疗因为糖尿病导致的各种并发症。

肾气丸，补的不仅仅是肾气

肾气丸治疗消渴，是自古以来典籍就有所记载的，最早记载肾气丸治疗消渴的书籍是《金匮要略》。虽然书中是用来治疗消渴，但是更多的是治疗因为小便不利导致的各种问题，所以《金匮要略》之中，用肾气丸的地方凡五见，每次都有少腹拘急，都有小便不利。

小便不利，主要的原因还是因为肾气不足，肾气不足则助膀胱气化的力量不够，膀胱气化力度不够，所以小便不利。

糖尿病的患者，出现小便太多，尿频数，其中一个重要的原因还是因为肾气不足，因为膀胱气化不利，所以不能气化，导致尿液过多。

所以肾气丸，主要还是用六味地黄丸作为滋补肾阴的主要方剂，然后以附子、肉桂作为温阳之用，助力肾气恢复，从而达到治疗肾气虚的目的。

其实经方之中，治疗糖尿病的药方非常之多，比如还有一些如五苓散、乌梅丸、百合知母汤之类，都具有很强的适用性，临床运用之妙，在乎一心。